国家卫生健康委员会"十三五"规划教材配套教材

全 国 高 等 学 校 配 套 教 材

供基础、临床、预防、口腔医学类专业用

口腔科学
学习指导与习题集

主　审　张志愿

主　编　郑家伟

副主编　房　兵

编　委　（以姓氏笔画为序）

王　静（兰州大学）　　　　周　青（中国医科大学）

王佐林（同济大学）　　　　周学东（四川大学）

牛卫东（大连医科大学）　　郑家伟（上海交通大学）

龙　星（武汉大学）　　　　房　兵（上海交通大学）

刘建华（浙江大学）　　　　郭传瑸（北京大学）

刘彦普（空军军医大学）　　蒋灿华（中南大学）

许　彪（昆明医科大学）　　蒋欣泉（上海交通大学）

张　琪（中国武警总医院）　程　斌（中山大学）

张志愿（上海交通大学）　　焦晓辉（哈尔滨医科大学）

陈莉莉（华中科技大学）　　魏秀峰（中国医科大学）

编写秘书　房　笑（上海交通大学）

人民卫生出版社

图书在版编目（CIP）数据

口腔科学学习指导与习题集 / 郑家伟主编. —— 北京：
人民卫生出版社，2019

全国高等学校五年制本科临床医学专业第九轮规划教
材配套教材

ISBN 978-7-117-28366-3

Ⅰ. ①口… Ⅱ. ①郑… Ⅲ. ①口腔科学 – 医学院校 –
教学参考资料 Ⅳ. ①R78

中国版本图书馆 CIP 数据核字（2019）第 059161 号

人卫智网　**www.ipmph.com**	医学教育、学术、考试、健康， 购书智慧智能综合服务平台	
人卫官网　**www.pmph.com**	人卫官方资讯发布平台	

口腔科学学习指导与习题集

主　　编：郑家伟
出版发行：人民卫生出版社（中继线 010-59780011）
地　　址：北京市朝阳区潘家园南里 19 号
邮　　编：100021
E - mail：pmph @ pmph.com
购书热线：010-59787592　010-59787584　010-65264830
印　　刷：三河市尚艺印装有限公司
经　　销：新华书店
开　　本：787×1092　1/16　　印张：9
字　　数：236 千字
版　　次：2019 年 5 月第 1 版　　2019 年 5 月第 1 版第 1 次印刷
标准书号：ISBN 978-7-117-28366-3
定　　价：25.00 元

打击盗版举报电话：**010-59787491**　E-mail：**WQ @ pmph.com**
（凡属印装质量问题请与本社市场营销中心联系退换）

前　言

　　《口腔科学学习指导与习题集》以国家卫生健康委员会"十三五"规划教材《口腔科学》(第9版)教学大纲和内容为依据,参考2019年国家执业医师考试的要求与内容编撰而成。编写本配套教材的目的是指导学生学习,帮助学生复习和自测,加深对教材内容的理解和掌握,达到教学大纲所规定的知识教学目标、能力培养目标和素质教育目标;同时,通过熟悉考试题型和解题技巧,指导学生适应和参加国家执业医师考试和其他各类考试;并为各校建立题库,实施考教分离以及行业主管部门实施教学评估提供参考。

　　本配套教材章节安排同主教材保持一致,共18章,每一章内容包括学习目标、内容提要、习题和参考答案四个部分。习题分为名词解释、选择题和简答题3种题型,为与执业医师考试内容和形式尽量统一,选择题包括了执业医师考试通用的A1型题、A2型题、A3/A4型题和B1型题。习题后面附有参考答案,以加深学生对重要知识点的理解和记忆,起到事半功倍的作用。

　　为保证配套教材与主教材在形式和内容上的一致,本配套教材的编写人员基本上是主教材的编委,个别为主教材编委指定的同行专家。对于他们的辛勤付出和通力协作,深表敬意和感谢!

　　由于水平有限,加之时间仓促,书中难免存在缺陷和疏漏之处,恳请各院校师生批评指正!

祁家伟

上海交通大学

2019年4月

目　录

第一章
口腔颌面部解剖生理

【学习目标】

1. 掌握　口腔及颌面部区域划分；口腔分区及其表面形态；口腔组织器官；乳牙与恒牙；颌面部表面形态标志；颌面部表面形态的协调关系；上、下颌骨结构、特点及临床意义；面神经走行、分支及分布。

2. 熟悉　口腔颌面部的主要生理功能；口腔颌面部的解剖生理特点及其临床意义；咀嚼肌群的局部解剖；颌面部动脉的分支；三叉神经的走行、分支及分布；唾液腺的毗邻。

3. 了解　表情肌群的局部解剖；颌面部静脉的分支；淋巴组织；颞下颌关节。

【内容提要】

口腔颌面部解剖生理主要阐明口腔、颅、颌、面、颈部的解剖结构，通过口腔颌面部解剖知识的学习，将为口腔临床知识的学习奠定必要的基础。

1. 口腔及颌面部的区域划分　口腔颌面部即口腔与颌面部的统称，位于颜面部的下 2/3。颜面部即脸部、面部，上至发际、下至下颌骨下缘或颏下点、两侧至下颌支后缘或颞骨乳突之间的区域。临床上常将颜面部划分为面上、面中、面下三部分。

2. 口腔　口腔位于颌面部区域内，是由牙、颌骨及唇、颊、腭、舌、口底、唾液腺等组织器官组成的功能性器官。口腔是消化管的开口，上壁为腭，下壁为口底，前方为唇，侧方为颊，与外界相通，后方与咽相通。以牙槽骨和牙为分界线，将口腔分为固有口腔和口腔前庭。固有口腔是口腔的主要部分，其范围上为硬腭和软腭，下为舌和口底，前界和两侧界为上、下牙弓，后界为咽门。口腔前庭为牙列的外围间隙，位于唇、颊与牙列、牙龈及牙槽黏膜之间，与牙列的形态一致，呈马蹄形。

3. 口腔的组织器官　口腔的组织器官主要包括唇、颊、牙、舌、腭等。

（1）牙：由牙冠、牙根和牙颈三部分组成。牙体组织由牙釉质、牙本质、牙骨质 3 种钙化的硬组织和牙髓腔内的牙髓软组织组成。牙周组织包括牙槽骨、牙周膜及牙龈，是牙的支持组织。

（2）𬌗：咀嚼时，下颌骨做不同方向的运动，上、下颌牙发生各种不同方向的接触，这种互相接触的关系称为咬合关系。临床上，常以牙尖交错𬌗作为判断咬合关系是否正常的基准。异常的咬合关系主要包括反𬌗、开𬌗、深覆𬌗、深覆盖、对刃𬌗、锁𬌗。

1

（3）舌：舌具有味觉功能，能协助相关的组织器官完成语言、咀嚼、吞咽等重要生理功能。舌是由横纹肌组成的肌性器官。舌背黏膜有许多乳头状突起，分为丝状乳头、菌状乳头、轮廓乳头和叶状乳头4种。

（4）腭：腭构成口腔的上界，将口腔与鼻腔、鼻咽部分隔开。前面硬腭的骨质部分由两侧上颌骨的腭突和腭骨水平板组成，口腔面覆盖以致密的黏骨膜组织；后面软腭为可以活动的肌性部分。

（5）口底：口底又称舌下部，为位于舌体和口底黏膜之下，下颌舌骨肌和颏舌骨肌之上，下颌骨体内侧面与舌根之间的部分。在舌腹正中可见舌系带，系带两旁有呈乳头状突起的舌下肉阜，其中有一小孔为下颌下腺导管的开口。

4. 乳牙和恒牙　人一生中有两副天然牙，分为乳牙与恒牙。乳牙有20颗，分为乳中切牙、乳侧切牙、乳尖牙、第一乳磨牙、第二乳磨牙。恒牙共28～32颗，分为中切牙、侧切牙、尖牙、第一前磨牙、第二前磨牙、第一磨牙、第二磨牙、第三磨牙。在6～12岁，口腔内乳牙逐渐被恒牙替换，此时口腔内既有乳牙，又有恒牙，称为混合牙列期。

5. 颌面部表面形态标志　睑部区域主要包括睑裂、睑内侧联合和睑外侧联合、内眦和外眦。睑裂常作为面部垂直比例的标志。

鼻部区域主要包括鼻根、鼻尖和鼻背、鼻底和鼻前孔、鼻小柱和鼻翼、鼻面沟、鼻唇沟。鼻面沟常作为小手术切口，鼻唇沟常作为判断手术后面容恢复情况的标志。

口唇区域主要包括唇面沟、口裂、口角、唇红、唇红缘（唇缘）、唇弓和人中点、唇峰和唇珠、人中、人中嵴。沿唇面沟做手术切口，愈合后瘢痕不明显。在矫治修复时，唇面沟常用为判断面容恢复情况的标志。

下颌及颏部区域主要包括颏唇沟、颏下点、颏孔。颏下点常用作测量面部距离的标志。颏孔为颏神经阻滞麻醉的进针部位。

临床上常在耳屏前方、颧弓根部下方，检查髁突的活动情况。在耳屏前方约1 cm可触及颞浅动脉搏动。

眶下孔是眶下神经阻滞麻醉的进针部位。

6. 上、下颌骨

（1）上颌骨：上颌骨为面中份最大的骨骼，是颅面部第二大的骨，由一体、四突构成，一体为上颌骨体，四突即额突、颧突、牙槽突和腭突。上颌骨与鼻骨、额骨、筛骨、泪骨、犁骨、下鼻甲、颧骨、腭骨、蝶骨等邻近骨相接，构成眶底、鼻底和口腔顶部。手术常经尖牙窝进入上颌窦。颧牙槽嵴和上颌结节是上牙槽后神经阻滞麻醉的重要标志。上颌窦底与上颌后牙根尖紧密相连，当上颌前磨牙及磨牙根尖感染时，易导致牙源性上颌窦炎；在拔除上颌前磨牙和磨牙断根时，注意勿将根推入上颌窦内。上颌骨有3条薄弱线，沿3条薄弱线的骨折分别称为Le Fort Ⅰ型骨折、Le Fort Ⅱ型骨折和Le Fort Ⅲ型骨折。

（2）下颌骨：下颌骨是颌面部唯一可以活动而且最坚实的骨骼。在正中线处两侧，下颌骨联合呈马蹄形，由水平的下颌体与垂直的下颌支两部分组成。正中联合、颏孔区、下颌角、髁突颈等为下颌骨的骨质薄弱部位。

7. 肌　口腔颌面部的肌分为咀嚼肌群和表情肌群，咀嚼肌群较粗大，主要附丽于下颌骨、颧骨周围，位置也较深；而表情肌群则较细小，主要附丽于上颌骨。当肌纤维收缩时，牵引额部、眼睑、口唇和颊部皮肤活动，表达各种表情。

咀嚼肌群分为闭口肌群和开口肌群，闭口肌群又称为升颌肌群，包括咬肌、颞肌、翼内肌和翼外肌。开口肌群又称为降颌肌群，包括二腹肌、下颌舌骨肌和颏舌骨肌。

面部表情肌主要有眼轮匝肌、口轮匝肌、上唇方肌、额肌、笑肌、颏肌、三角肌和颊肌等。

8. 血管   颌面部血液供应丰富,主要来自颈外动脉的分支,包括舌动脉、面动脉、上颌动脉和颞浅动脉等。颌面部静脉系统较复杂且有变异,分为深、浅 2 个静脉网。浅静脉网由面前静脉和面后静脉组成,深静脉网主要为翼静脉丛。

颌面部的淋巴组织分布极其丰富,淋巴管呈网状结构,收纳淋巴液,汇入淋巴结,构成颌面部的重要防御系统。

9. 神经   口腔颌面部的感觉神经主要是三叉神经,运动神经主要是面神经。三叉神经系第 5 对脑神经,为混合性脑神经,是脑神经中最大者。面神经为第 7 对脑神经,属混合性脑神经,主要是运动神经,分颞支、颧支、颊支、下颌缘支和颈支。各分支之间还形成网状交叉。

10. 唾液腺   口腔颌面部的唾液腺由左右对称的 3 对大唾液腺,即腮腺、下颌下腺和舌下腺,以及遍布于唇、颊、腭、舌等处黏膜下的小黏液腺构成,各有导管开口于口腔。

11. 颞下颌关节   颞下颌关节为全身唯一的联动关节,头面部唯一的活动关节,具有转动和滑动两种功能,其活动与咀嚼、语言、表情等功能密切相关。

【习题】

一、名词解释

1. 口腔
2. 口腔前庭
3. 固有口腔
4. 殆面
5. 牙槽突
6. 釉质
7. 口底
8. 三叉神经
9. 翼静脉丛
10. 唾液腺

二、选择题

【A1 型题】

1. 不属于口腔前庭表面解剖标志的是
   A. 腮腺导管口   B. 颊系带   C. 上唇系带
   D. 翼下颌韧带   E. 颊垫尖

2. 上牙槽神经阻滞麻醉的重要标志是
   A. 腮腺导管口   B. 颧牙槽嵴   C. 尖牙窝
   D. 颏孔   E. 上颌结节

3. 颜面部骨骼系统最容易发生变化的是
   A. 上颌骨   B. 下颌骨   C. 腭骨
   D. 牙槽骨   E. 颧骨

4. 距上颌窦底最近的牙是
   A. 上颌第一前磨牙   B. 上颌第二前磨牙   C. 上颌第一磨牙

　　　D. 上颌第二磨牙　　　　　　E. 上颌第三磨牙

5. 面神经属于
　　A. 运动神经　　　　　　B. 感觉神经　　　　　　C. 交感神经
　　D. 副交感神经　　　　　E. 混合神经

6. **不属于**下颌神经分支的是
　　A. 下牙槽神经　　　　　B. 耳颞神经　　　　　　C. 舌神经
　　D. 蝶腭神经　　　　　　E. 颊神经

7. 下颌骨骨质最致密处是
　　A. 髁突　　　　　　　　B. 下颌角　　　　　　　C. 颏孔
　　D. 正中联合　　　　　　E. 下颌下缘

8. 下颌骨髁突又称为
　　A. 喙突　　　　　　　　B. 棘突　　　　　　　　C. 关节突
　　D. 翼突　　　　　　　　E. 牙槽突

9. 腮腺导管口相对应的位置是
　　A. 上颌第一前磨牙　　　B. 上颌第二前磨牙　　　C. 上颌第一磨牙
　　D. 上颌第二磨牙　　　　E. 上颌第三磨牙

10. 可作为寻找腭大孔标记的牙位是
　　A. 上颌第一前磨牙　　　B. 上颌第二前磨牙　　　C. 上颌第一磨牙
　　D. 上颌第二磨牙　　　　E. 上颌第三磨牙

11. **不属于**上颌骨的突起是
　　A. 颧突　　　　　　　　B. 腭突　　　　　　　　C. 牙槽突
　　D. 翼突　　　　　　　　E. 腭突

12. 附着于下颌角的结构是
　　A. 颏舌肌　　　　　　　B. 翼内肌　　　　　　　C. 翼下颌韧带
　　D. 茎突下颌韧带　　　　E. 蝶下颌韧带

13. **不属于**下颌骨血供来源的是
　　A. 下牙槽动脉　　　　　B. 翼内肌动脉　　　　　C. 舌深动脉
　　D. 颞肌动脉　　　　　　E. 咬肌动脉

14. 出切牙孔的血管神经是
　　A. 腭降动脉、腭神经　　B. 鼻腭神经、血管　　　C. 腭前神经、血管
　　D. 腭中、后神经、血管　　E. 以上都不是

15. 面部表情肌**不包括**
　　A. 颞肌　　　　　　　　B. 额肌　　　　　　　　C. 鼻肌
　　D. 颧肌　　　　　　　　E. 尖牙肌

16. 闭口肌**不包括**
　　A. 嚼肌　　　　　　　　B. 颞肌　　　　　　　　C. 翼外肌
　　D. 翼内肌　　　　　　　E. 二腹肌

17. 牙体组织中最坚硬的组织是
　　A. 牙釉质　　　　　　　B. 牙骨质　　　　　　　C. 牙槽骨
　　D. 牙髓　　　　　　　　E. 牙本质

18. 眶下孔位于眶下缘中点下约
    A. 0.3 mm　　　　　　　B. 0.5 mm　　　　　　C. 0.8 mm
    D. 1.0 mm　　　　　　　E. 1.5 mm

19. **不属于**三叉神经属支的是
    A. 眼神经　　　　　　　B. 上颌神经　　　　　　C. 下颌神经
    D. 鼻腭神经　　　　　　E. 面神经

20. 面神经下颌缘支通常分为
    A. 1～2支　　　　　　　B. 1～3支　　　　　　C. 1～4支
    D. 2～3支　　　　　　　E. 2～4支

三、简答题

1. 简述口腔颌面部的概念。
2. 腭部的解剖标志有哪些?
3. 简述牙的组织结构。
4. 舌乳头包括哪几种?
5. 简述乳牙、恒牙的数目及名称。
6. 简述临床牙位记录中的国际牙科联合会系统。
7. 上颌骨的 3 条薄弱线是什么?
8. 下颌骨的解剖特点及其临床意义是什么?
9. 咀嚼肌群包括哪些?
10. 面神经包括哪些分支?

【参考答案】

一、名词解释

1. 口腔:位于颌面部区域内,是由牙、颌骨及唇、颊、腭、舌、口底、唾液腺等组织器官组成的功能性器官。

2. 口腔前庭:为牙列的外围间隙,位于唇、颊与牙列、牙龈及牙槽黏膜之间。因唇、颊软组织与牙列通常处于贴合状态而呈一潜在腔隙,与牙列的形态一致,呈马蹄形。

3. 固有口腔:是口腔的主要部分,其范围上为硬腭和软腭,下为舌和口底,前界和两侧界为上、下牙弓,后界为咽门。

4. 𬌗面:上、下颌牙相对而发生咀嚼作用的一面称为𬌗面。前牙无𬌗面,但有较狭窄的嵴,称为切嵴。

5. 牙槽突:颌骨上与牙相连接的骨性突起部分。

6. 釉质:位于牙冠表面,呈乳白色,有光泽。当釉质有严重磨耗时,则透出牙本质,呈淡黄色。釉质是一种半透明的钙化组织,为人体中最硬的组织。

7. 口底:又称舌下部,为位于舌体和口底黏膜之下,下颌舌骨肌和颏舌骨肌之上,下颌骨体内侧面与舌根之间的部分。

8. 三叉神经:系第 5 对脑神经,为混合性脑神经,是脑神经中最大者,起于脑桥嵴,主管颌面部的感觉和咀嚼肌的运动。

9. 翼静脉丛:位于颞下窝,大部分在翼外肌的浅面,少部分在颞肌和翼内、外肌之间。

10. 唾液腺:由左右对称的三对大唾液腺,即腮腺、下颌下腺和舌下腺,以及遍布于唇、颊、腭、舌等处黏膜下的小黏液腺构成,各有导管开口于口腔。

二、选择题

【A1 型题】

1. D   2. B   3. D   4. C   5. A   6. D   7. E   8. C   9. D   10. E

11. D   12. D   13. C   14. B   15. A   16. E   17. A   18. B   19. E   20. E

三、简答题

1. 简述口腔颌面部的概念。

答:口腔颌面部即口腔与颌面部的统称,位于颜面部的下 2/3。颜面部即俗称的脸部、面部,上至发际、下至下颌骨下缘或颏下点、两侧至下颌支后缘或颞骨乳突之间的区域。临床上常将颜面部划分为面上、面中、面下三部分。其划分以两眉弓中间连线为第一横线,以口裂水平线为第二横线。额部发际与第一横线间的区域称为面上部,第一和第二横线间的区域称为面中部,第二横线与舌骨水平线间的区域称为面下部。颌面部是以颌骨为主要骨性支撑所在的区域。

2. 腭部的解剖标志有哪些?

答:(1) 切牙乳头或腭乳头:为一黏膜隆起,位于腭中缝前端,左右上颌中切牙间的腭侧,其深面为切牙孔,鼻腭神经、血管经此孔穿出,向两侧分布于硬腭前 1/3。

(2) 腭皱襞:为腭中缝前部向两侧略呈波纹状的黏膜皱襞。

(3) 腭大孔:位于硬腭后缘前方约 0.5 cm 处,上颌第三磨牙腭侧,约相当于腭中缝至龈缘连线的中、外 1/3 交界处。

(4) 腭小凹:软腭前端中线两侧的黏膜,左右各有一对称的凹陷,可作为全口义齿基托后缘的参考标志。

(5) 舌腭弓、咽腭弓:软腭后部向两侧外下形成前后 2 条弓形皱襞,前方向下移行于舌,形成舌腭弓;后方移行于咽侧壁,形成咽腭弓。两弓之间的三角形凹陷称为扁桃体窝,容纳腭扁桃体。软腭后缘、舌腭弓和舌根共同围成咽门。

3. 简述牙的组织结构。

答:牙体组织由釉质、牙本质、牙骨质 3 种钙化的硬组织和牙髓腔内的牙髓软组织组成。

(1) 釉质:位于牙冠表面,呈乳白色,有光泽,是一种半透明的钙化组织,为人体中最硬的组织。

(2) 牙本质:构成牙的主体,色淡黄而有光泽,硬度比釉质低。

(3) 牙骨质:是覆盖于牙根表面的一层钙化结缔组织,色淡黄,构成和硬度与骨相似。

(4) 牙髓:位于髓腔内的疏松结缔组织,其四周为钙化的牙本质。牙髓中有血管、淋巴管、神经、成纤维细胞和成牙本质细胞,其主要功能为营养牙体组织,并形成继发牙本质。

4. 舌乳头包括哪几种?

答:舌乳头分为 4 种。

(1) 丝状乳头:为刺状细小突起,上皮有角化故呈白色,数量较多,遍布于整个舌体背面。

(2) 菌状乳头:呈蕈状,色红,大而圆,散布于丝状乳头间,数量比丝状乳头少,含有味觉神经末梢。

(3) 轮廓乳头:有 8 ~ 12 个,较大,呈轮状,沿人字沟排列。乳头周围有深沟环绕,含有味蕾以司味觉。

(4) 叶状乳头:位于舌根部两侧缘,为数条平行皱襞。正常时不明显,炎症时充血发红,突起而疼痛,有时易误诊为癌。

5. 简述乳牙、恒牙的数目及名称。

答:乳牙有 20 颗,左、右侧各 5 颗,分为乳中切牙、乳侧切牙、乳尖牙、第一乳磨牙、第二乳磨牙。恒牙共 28～32 颗,上下颌的左右侧各 7～8 颗,分别为中切牙、侧切牙、尖牙、第一前磨牙、第二前磨牙、第一磨牙、第二磨牙、第三磨牙。切牙和尖牙位于牙弓前部,称为前牙;前磨牙和磨牙位于牙弓后部,称为后牙。

6. 简述临床牙位记录中的国际牙科联合会系统。

答:国际牙科联合会系统采用二位数记录牙位,十位数表示牙所在的部位,个位数表示牙位。

(1) 恒牙

18	17	16	15	14	13	12	11	21	22	23	24	25	26	27	28
48	47	46	45	44	43	42	41	31	32	33	34	35	36	37	38

例如:右上颌侧切牙标识为 12,左下颌第二磨牙标识为 37。

(2) 乳牙

55	54	53	52	51	61	62	63	64	65
85	84	83	82	81	71	72	73	74	75

例如:左上颌乳尖牙标识为 63,右下颌第二乳磨牙标识为 85。

7. 上颌骨的 3 条薄弱线是什么?

答:(1) 第一薄弱线:从梨状孔下部平行牙槽突底经上颌结节至蝶骨翼突,当骨折沿此薄弱线发生时,称为上颌骨 Le Fort Ⅰ 型骨折,骨折线称为上颌骨 Le Fort Ⅰ 型骨折线。

(2) 第二薄弱线:通过鼻骨、泪骨、向外经眶底,向外下经颧颌缝从颧骨下方至蝶骨翼突,当骨折沿此薄弱线发生时称为上颌骨 Le Fort Ⅱ 型骨折,骨折线称为上颌骨 Le Fort Ⅱ 型骨折线。面中份骨折段不含颧骨。

(3) 第三薄弱线:通过鼻骨、泪骨、向外经眶底、向外上经颧额缝从颧骨上方至蝶骨翼突,当骨折沿此薄弱线发生时称为上颌骨 Le Fort Ⅲ 型骨折,骨折线称为上颌骨 Le Fort Ⅲ 型骨折线。面中份骨折段含颧骨,常常形象地称为"颅面分离"。

8. 下颌骨的解剖特点及其临床意义是什么?

答:(1) 解剖薄弱部位:下颌骨的正中联合、颏孔区、下颌角、髁突颈等为下颌骨的骨质薄弱部位,当遭遇外力时,这些部位容易发生骨折。

(2) 血供较差且骨皮质致密:下颌骨的血供较上颌骨少,下颌骨骨折愈合时间较上颌骨骨折愈合慢。下颌骨的周围有强大致密的肌和筋膜包绕,当炎症化脓时不易得到引流,所以骨髓炎的发生较上颌骨为多。

(3) 下颌骨有强大的咀嚼肌群,下颌骨骨折时,骨折段不稳定,在开闭口时易受咀嚼肌收缩牵拉,发生骨折错位。

9. 咀嚼肌群包括哪些?

答:主要附着于下颌骨上,司开口、闭口和下颌骨的前伸与侧方运动,可分为闭口和开口 2 组肌群。此外,还有翼外肌,与前伸及侧方运动有关。闭口肌群又称为升颌肌群,主要附着于下颌支,有咬肌、颞肌、翼内肌。开口肌群又称为降颌肌群,主要起于下颌体,止于舌骨,是构成口底的主要肌肉,有二腹肌、下颌舌骨肌和颏舌骨肌。其总的牵引方向是使下颌骨向下后方。

10. 面神经包括哪些分支？

答：面神经总干进入腮腺实质内，分支前的神经总干长度仅 1～1.5cm，距皮肤 2～3cm，先分为面颞干和面颈干，然后面颞干微向上前方走行，分出颞支、颧支和上颊支；面颈干下行，分出下颊支、下颌缘支和颈支，各分支之间还形成网状交叉。各分支由腮腺边缘穿出后，紧贴咬肌筋膜的表面，呈扇形分布于面部表情肌内。

（王　静）

第二章
口腔颌面部检查

【学习目标】

1. 掌握 口腔颌面部常规检查方法及特殊检查方法的内容、特点、适应证及主要临床应用。

2. 熟悉 口腔颌面部各种影像学检查方法的特点及主要临床应用，口腔颌面部穿刺及细胞学涂片、活体组织检查、实验室检查等相关检查的方法及适应证。

3. 了解 口腔科病历记录与书写规范，牙位的记录方法。

【内容提要】

口腔颌面部检查主要包括常规检查、特殊检查、影像学检查，以及其他检查方法，正确合理的检查是诊断和治疗口腔颌面部疾病的基础。

第一节 口腔颌面部常规检查

一、口腔内常规检查

(一) 常用检查器械

1. 口镜；2. 镊子；3. 探针；4. 其他器械。

(二) 检查前准备

1. 检查体位；2. 检查光源。

(三) 常规检查方法

1. 问诊 包括主诉、现病史、既往史、家族史等。

2. 视诊 包括牙、牙龈、舌、口腔黏膜、唾液腺导管等组织器官。

3. 探诊

4. 叩诊

5. 触诊（扪诊） 牙松动度分类。

6. 嗅诊

7. 咬诊

二、颌面部常规检查

主要包括以下检查:①表情与意识神态;②外形与色泽;③颌面部器官;④病变部位和性质;⑤颌面部骨骼检查;⑥语音及听诊检查;⑦颌面颈部淋巴结检查;⑧颞下颌关节检查:包括 a. 外形与关节动度,b. 咀嚼肌,c. 下颌运动,d. 咬合关系等;⑨唾液腺检查等。

第二节　口腔颌面部特殊检查

一、牙周探诊与牙周袋测量

1. 牙周探诊;2. 牙周袋测量

二、牙髓活力测试

三、唾液腺分泌功能检查

1. 定性检查;2. 定量检查;3. 唾液成分分析

第三节　口腔颌面部影像学检查

1. X 线牙片;2. 全景 X 线片;3. X 线头影测量术;4. X 线造影检查;5. CT;6. 锥形束 CT;7. MRI 检查;8. ECT;9. 超声检查;10. PET-CT

第四节　其他检查方法

一、穿刺及细胞学涂片

二、活体组织检查

三、实验室检查

第五节　口腔科病历记录与书写规范

一、病历记录内容

二、病历书写规范

【习题】

一、名词解释

1. 叩诊
2. Ⅲ度松动
3. 牙髓活力测试
4. 全景 X 线片
5. 牙周探诊

二、选择题

【A1 型题】

1. 正常人 24 小时唾液总量是

　　A. 500 ～ 1 000 ml　　　　　B. 1 000 ～ 1 500 ml　　　　　C. 1 500 ～ 2 000 ml

　　D. 2 000 ～ 2 500 ml　　　　E. 2 500 ～ 3 000 ml

2. 颌面部多发骨折首选的影像学检查是

　　A. X 线牙片　　　　　　　　B. 全景 X 片　　　　　　　　C. ECT

　　D. CT　　　　　　　　　　　E. PET-CT

3. 腮腺扪诊检查应选用

　　A. 双手双合诊法　　　　　　B. 双指双合诊法　　　　　　C. 三指平触诊

　　D. 双指提拉式扪诊　　　　　E. 单指扪诊

4. 判断左下颌骨骨肉瘤是否全身转移,最佳的检查手段是

　　A. X 线牙片　　　　　　　　B. 全景 X 片　　　　　　　　C. ECT

　　D. CT　　　　　　　　　　　E. PET-CT

5. X 线检查可辅助的诊断中,**不包括**

　　A. 急性牙髓炎　　　　　　　B. 慢性根尖周炎　　　　　　C. 邻面龋和继发龋

　　D. 牙内、外吸收　　　　　　E. 髓石和弥漫性钙化

6. 患者主诉应包括

　　A. 主要症状、发生的部位和发生频率　　　　B. 主要症状、发生的部位和发生时间

　　C. 主要症状、发生的部位和治疗情况　　　　D. 主要症状、发生的强度和缓解程度

　　E. 主要症状、发生的时间和间歇时间

7. 牙髓温度测试可确定

　　A. 病变的程度　　　　　　　B. 病变的性质　　　　　　　C. 病变的范围

　　D. 患牙的部位　　　　　　　E. 患牙的预后

8. 采用国际牙科联合会推荐采用的二位数记录法记录牙位,22 表示的牙为

A. 右上颌中切牙　　　　　B. 右上颌侧切牙　　　　　C. 左上颌中切牙

D. 左上颌侧切牙　　　　　E. 左下颌侧切牙

9. 超声检查的目的**不包括**

A. 确定有无占位性病变　　　　　　B. 判断是囊性还是实性肿块

C. 明确肿块的良恶性质　　　　　　D. 仅为肿瘤良恶性提供信息

E. 确定肿块与邻近重要血管的关系

10. 髁突动度检查常采用

A. 关节区听诊法　　　　　　　　B. 外耳道指诊法

C. 双手双合诊　　　　　　　　　D. 双指双合诊

E. 单指扪诊

【A2 型题】

11. 男,25 岁。主诉双侧上前牙牙缝发黑 3 个月余,遇冷水甜食疼痛,近 1 周夜间偶有疼痛。叩(−)。为明确诊断,首选的检查是

A. 叩诊　　　　　　　　B. 探诊　　　　　　　　C. X 线片检查

D. 温度测验　　　　　　E. 透照检查

12. 男,16 岁。半年前因外伤上前牙折断但未露髓,未接受相关治疗。现因唇侧牙龈脓肿就诊,进一步检查首选的方法是

A. X 线牙片　　　　　　B. 叩诊　　　　　　　　C. 温度测验

D. 松动度检查　　　　　E. 牙周袋探诊

13. 男,48 岁。左侧腮腺区无痛性肿大 3 年,近半年右侧腮腺也显肿大,两侧面部不对称,并伴有口干不适。腮腺扪诊的正确方法是

A. 双合诊　　　　　　　　　　　B. 拇指扪诊

C. 拇指、示指相对触诊扪诊　　　　D. 拇指、示指夹住作提拉式扪诊

E. 示指、中指、环指作平触扪诊

14. 男,50 岁。偶然发现左耳下区一肿物,无明显触痛,触诊质地偏软,边界清,活动度佳。有长期吸烟史。首选的辅助检查方法是

A. 全景 X 线片　　　　　B. MRI　　　　　　　　C. CT

D. CBCT　　　　　　　　E. PET-CT

15. 男,68 岁。左舌根肿块快速增大 1 个月,伴疼痛,无吞咽困难,无麻木,舌体运动略受限。查体:左舌根溃疡状肿块,约 3.0 cm×2.5 cm 大小,边界不清,质硬,触痛明显。左颈上部可及肿大淋巴结,约 4.0 cm×3.5 cm 大小,固定,边界不清,触痛。为明确肿块性质及是否全身转移,首选的检查方法是

A. ECT　　　　　　　　B. MRI　　　　　　　　C. CT

D. CBCT　　　　　　　　E. PET-CT

【A3/A4 型题】

(16 ~ 18 题共用题干)

男,35 岁。左耳下无痛性肿块 3 年。查体:肿块约 3 cm 大小,界清,质中,无痛,活动,导管口无红肿,分泌液清亮。

16. 进行触诊检查时,应采用的方法是

A. 双手双合诊法　　　　B. 双指双合诊法　　　　C. 三指平触诊

D. 双指提拉式扣诊　　　　E. 单指扣诊
17. **不应**考虑的检查方法是
　　A. 穿刺细胞学检查　　　B. MRI　　　　　　C. B 超
　　D. 活检　　　　　　　　E. CT
18. 为确诊肿块性质,首选的检查方法是
　　A. B 超　　　　　　　　B. MRI　　　　　　C. PET-CT
　　D. 活检　　　　　　　　E. 穿刺细胞学检查

(19 ~ 20 题共用题干)
男,18 岁。自幼多个牙棕黄色着色,形态无异常,无其他不适,要求诊治。
19. 病史采集必须询问的重点内容**不包括**
　　A. 乳牙龋病及治疗情况　　　　　B. 婴幼儿时期的患病情况
　　C. 婴幼儿时期的用药情况　　　　D. 出生地及饮水条件
　　E. 母亲怀孕时患病情况
20. 首选的口腔检查方法是
　　A. 视诊和探诊　　　　　B. 叩诊和扣诊　　　C. 咬诊和松动度
　　D. 温度检查　　　　　　E. 电活力检查

【B1 型题】
(21 ~ 25 题共用备选答案)
　　A. X 线牙片　　　　　　B. B 超　　　　　　C. ECT
　　D. CT　　　　　　　　　E. PET-CT
21. 口腔科临床最常用的牙影像检查方法是
22. 用于明确唾液腺分泌功能的影像检查方法是
23. 下颌骨粉碎性骨折最佳的影像检查方法是
24. 明确腮腺区是否存在占位性病变,首选的影像检查方法是
25. 用于了解口腔颌面部肿块有无全身转移的影像检查方法是

三、简答题
1. 口腔颌面部的专科检查包括哪些方面?
2. 颞下颌关节检查包括哪些内容?
3. 牙髓活力检查方法及其临床意义是什么?
4. 唾液腺分泌功能检查及其临床意义是什么?
5. 口腔颌面部常用的影像学检查方法有哪些?

【参考答案】

一、名词解释
1. 叩诊:用口镜柄或镊子柄垂直或从侧方叩击牙有无疼痛,用以检查是否存在根尖周或牙周病变。
2. Ⅲ度松动:牙唇(颊)舌向松动幅度在 2 mm 以上,且伴有近远中及垂直向多方向活动。
3. 牙髓活力测试:正常的牙髓对温度和电流刺激有一定的耐受量。当牙髓存在病变时,刺激阈发生变化,对本来可耐受的刺激反应敏感或相反对过强的刺激反应迟钝,甚至无反应。因此,临

床上常用牙髓对温度或电流的不同反应,协助诊断牙髓是否患病,病变的发展阶段,以及牙髓是否存在活力。

4. 全景 X 线片:全景 X 线片是口腔颌面影像学特有的一种检查方法,是曲面体层摄影技术在口腔颌面部的改良应用。X 线球管沿呈弧形的上、下颌骨旋转,成像不重叠。一次曝光即可将全口牙及双侧上、下颌骨、上颌窦及颞下颌关节等部位的体层影像显示于一张胶片上。

5. 牙周探诊:用有刻度的钝头牙周探针,探测牙龈与附着龈的关系;了解牙周袋的范围、深度及牙龈与牙的附着关系。

二、选择题

【A1 型题】

1. B　　2. D　　3. C　　4. E　　5. A　　6. B　　7. D　　8. D　　9. C　　10. B

【A2 型题】

11. D　　12. A　　13. E　　14. B　　15. E

【A3/A4 型题】

16. C　　17. D　　18. E　　19. A　　20. A

【B1 型题】

21. A　　22. C　　23. D　　24. B　　25. E

三、简答题

1. 口腔颌面部的专科检查包括哪些方面?

答:口腔颌面部专科检查包括:(1)表情与意识神态;(2)外形与色泽;(3)颌面部器官;(4)病变部位和性质;(5)颌面部骨骼检查;(6)语音及听诊检查;(7)颌面颈部淋巴结检查;(8)颞下颌关节检查;(9)唾液腺检查等。

2. 颞下颌关节检查包括哪些内容?

答:颞下颌关节检查包括:(1)外形与关节动度:如面部对称性、面部有无压痛、髁突活动度异常等。(2)咀嚼肌:检查咀嚼肌群的收缩力,依次触压各肌是否有压痛点;并嘱患者同时做咬合运动,感受双侧肌肉运动是否对称、协调。(3)下颌运动:包括开闭颌运动、前伸运动、侧颌运动。(4)关系:如咬合关系是否正常,有无紊乱;覆𬌗、覆盖程度及曲线是否正常;𬌗面磨耗程度是否均匀一致;此外,还应注意后牙有无缺失,缺失时间长短,后牙有无倾斜及阻生等情况。

3. 牙髓活力检查方法及其临床意义是什么?

答:正常的牙髓对温度和电流刺激有一定的耐受量。当牙髓存在病变时,刺激阈发生变化,对本来可耐受的刺激反应敏感或相反对过强的刺激反应迟钝,甚至无反应。因此,临床上常用牙髓对温度或电流的不同反应,协助诊断牙髓是否患病,病变的发展阶段,以及牙髓是否存在活力。

4. 唾液腺分泌功能检查及其临床意义是什么?

答:唾液腺分泌功能检查包括唾液分泌的定性、定量检查及对唾液进行成分分析,其临床意义是对唾液腺疾病及某些代谢性疾病的诊断有一定价值。

5. 口腔颌面部常用的影像学检查方法有哪些?

答:口腔颌面部常用的影像学检查方法主要包括:X 线牙片、全景 X 线片、X 线头影测量术、X 线造影检查、CT、锥形束 CT、MRI 检查、ECT、超声检查、PET-CT 等。

(刘建华)

第三章
口腔卫生保健

【学习目标】

1. 掌握　刷牙的基本方法(特别是水平颤动拂刷法的特点、刷牙的注意事项等应深入理解);普通人群的口腔保健方法。

2. 熟悉　牙刷的分类和保管方法;牙膏的基本成分和作用;特殊人群的口腔保健方法。

3. 了解　牙膏的分类和各自的特点;龈上洁治术的分类及方法。

【内容提要】

第一节　口　腔　卫　生

一、漱口

漱口是最常用的清洁口腔的辅助手段,不能取代刷牙。

(一) 漱口液的作用

1. 防龋作用;2. 抑菌作用。

(二) 应用漱口液的注意事项

1. 漱口时间和用量　进食后漱口 1 min,一次约 10 ~ 15 ml。

2. 注意问题　有些药物含漱液不能用于长期漱口。

二、刷牙

刷牙是应用最广泛的保持口腔清洁的方法,适用于所有人群。

(一) 牙刷

1. 保健牙刷的特点　(1)刷头小;(2)刷毛排列合理,一般为 10 ~ 12 束长,3 ~ 4 束宽,各束之间有一定间距;(3)刷毛较软,刷毛长度适当,刷毛顶端磨圆钝;(4)牙刷柄长度、宽度适中,并具有防滑设计。

2. 牙刷的保管　刷头朝上,放置于通风处。

(二) 牙膏

1. 普通牙膏的成分　主要为摩擦剂、洁净剂、润湿剂、胶黏剂、防腐剂、芳香剂及水。

2. 功效牙膏　(1)含氟牙膏;(2)抑制牙菌斑与减轻牙龈炎症功效牙膏;(3)抗牙本质敏感牙膏;(4)中草药牙膏。

(三) 刷牙方法

1. 水平颤动拂刷法　主要用于成人,能有效清除龈沟内和牙面菌斑。

2. 圆弧刷牙法　用于年幼儿童,易学习理解和掌握。

(四) 刷牙注意事项

按一定的顺序做到面面刷到,每天至少刷牙 2 次,每次刷牙时间至少 2 分钟。

三、洁牙间隙

1. 牙签

2. 牙线

3. 牙间隙刷

四、龈上洁治术

1. 手用器械洁治法是口腔专业医师使用手用器械清除牙石的一种治疗方法。

2. 超声波洁治机洁治法是口腔专业医师使用超声波洁治机清除牙石的一种治疗方法,不宜用于放置心脏起搏器的患者。

第二节　口 腔 保 健

一、普通人群的口腔保健

1. 定期口腔健康检查　一般每半年进行一次专业口腔检查。

2. 纠正不良习惯　不适当喂奶法;单侧咀嚼;口呼吸;吮唇、咬舌、咬颊;咬笔杆、咬筷子、吮指等。

3. 消除影响口腔卫生的不利因素

4. 合理营养

5. 改善劳动环境

二、特定人群的口腔保健

(一) 妊娠期妇女的口腔保健

定期口腔健康检查:妊娠 4 ~ 6 个月是治疗口腔疾病的适宜时期,口腔科治疗最好在此阶段完成。

(二) 婴幼儿的口腔保健

1. 婴幼儿期　6 个月内第一颗牙萌出,应在 6 ~ 12 个月内安排婴儿做第一次口腔检查。

2. 补氟　以氟滴为宜,并在出生后 6 个月开始补充。

(三) 学龄前儿童的口腔保健

1. 家庭口腔保健　父母帮助儿童建立良好的口腔卫生习惯。

2. 氟化物的应用　适量补充氟是儿童时期非常重要的预防措施。

(四) 中小学生的口腔保健

具体内容:(1)监测学生健康状况;(2)对学生进行健康教育;(3)培养学生良好的卫生习惯;(4)常见病的预防;(5)身体意外事故的预防。

(五) 老年人的口腔保健

1. 常见的口腔问题　(1)牙龈退缩和根面龋;(2)牙列缺损和缺失;(3)牙磨耗和楔状缺损;(4)口腔黏膜病和口腔癌。

2. 口腔保健的方法　(1)提高自我口腔保健能力;(2)注重个人口腔卫生;(3)定期进行口腔检查;(4)及时修复缺失牙。

(六) 残疾人的口腔保健

1. 早期口腔卫生指导　早期开始功能训练和教育十分必要。

2. 口腔保健用品选择　改良牙刷、电动牙刷。

3. 残疾患者的特殊口腔护理　帮助其有效去除牙菌斑。

4. 氟化物的适当使用　最好选用一种全身用氟方法。

5. 定期口腔健康检查　至少每半年到 1 年检查 1 次。

【习题】

一、名词解释

1. 牙间隙刷
2. 水平颤动拂刷法
3. 邻间隙
4. 龈上洁治术
5. 龈下刮治术

二、选择题

【A1 型题】

1. 漱口液的作用是
   - A. 防龋和抑菌作用
   - B. 防龋和清洁作用
   - C. 抑菌和清洁作用
   - D. 防龋和清新口气的作用
   - E. 防龋、抑菌、清洁作用

2. 漱口液每次的用量为
   - A. 5 ~ 10 ml
   - B. 10 ~ 15 ml
   - C. 15 ~ 20 ml
   - D. 20 ~ 25 ml
   - E. 25 ~ 30 ml

3. 保健牙刷特点不包括
   - A. 刷头小,以便在口腔内(特别是口腔后部)转动自如
   - B. 刷毛排列合理,一般为 10 ~ 12 束长,3 ~ 4 束宽
   - C. 刷毛较硬,刷毛长度适当,刷毛顶端磨圆钝
   - D. 牙刷柄长度、宽度适中,并具有防滑设计,使握持方便、感觉舒适的特点
   - E. 牙刷毛及牙刷柄结实耐用,刷头大,清洁效率高

4. 牙刷保管的正确方法是

A. 刷牙后用清水多次冲洗牙刷,无需将刷毛上的水分甩干

B. 刷头朝下,放置于通风干燥处

C. 刷头朝上,无需放置于通风干燥处

D. 每个牙刷使用不宜超过 3 个月

E. 每个牙刷使用不宜超过 6 个月

5. 不属于普通牙膏成分的是

A. 摩擦剂　　　　　　　B. 活性剂　　　　　　　C. 防腐剂

D. 芳香剂　　　　　　　E. 洁净剂

6. 关于刷牙的描述,错误的是

A. 为保证刷牙时不遗漏某些部位,建议按照一定的顺序做到面面刷到,一般从一侧最后一颗牙开始按顺序刷牙

B. 普通人群建议每次刷牙时间至少 2 分钟

C. 每天至少刷牙 2 次,早晨起床刷牙更重要

D. 每天至少刷牙 2 次,晚上睡前刷牙更重要

E. 现在最推荐的方法为水平颤动拂刷法

7. 不属于牙间隙清洁工具的是

A. 牙签　　　　　　　　B. 牙线　　　　　　　　C. 牙间隙刷

D. 牙缝隙刷　　　　　　E. “水牙线”

8. 普通人群进行定期口腔检查的时间是

A. 3 个月　　　　　　　B. 6 个月　　　　　　　C. 1 年

D. 2 年　　　　　　　　E. 3 年

9. 1981 年 WHO 制定的口腔健康标准是

A. 牙清洁、无龋洞　　　B. 牙无疼痛感　　　　　C. 牙龈颜色正常

D. 无出血现象　　　　　E. 牙排列整齐

10. 不属于口腔不良习惯的是

A. 不适当喂奶法　　　　B. 双侧咀嚼　　　　　　C. 口呼吸

D. 吮唇、咬舌、咬颊　　　E. 单侧咀嚼

【B1 型题】

(11 ~ 15 题共用备选答案)

A. 3 个月　　　　　　　B. 4 ~ 6 个月　　　　　C. 6 个月

D. 6 ~ 12 个月　　　　　E. 3 ~ 6 岁

11. 每个牙刷的使用时间不宜超过

12. 对于牙龈炎的患者,为了有效地维护牙周健康,每隔一定时间应进行一次洁治术,一般间隔时间应为

13. 普通人群应定期进行专业口腔检查,一般间隔时间为

14. 妊娠期妇女口腔疾病治疗的适宜时期应在妊娠的

15. 儿童建立口腔卫生习惯的时期应在儿童

三、简答题

1. 简述牙刷的选择及保管方法。

2. 何为水平颤动拂刷法及刷牙注意事项?

3. 口腔不良习惯包括哪些？
4. 中小学生口腔保健的具体内容是什么？
5. 老年人口腔的常见问题及保健方法？

【参考答案】

一、名词解释

1. 牙间隙刷：是清洁牙与牙之间的牙间隙的一种工具，适用于牙龈退缩处的邻间区、暴露的根分叉区以及排列不整齐的牙邻面。

2. 水平颤动拂刷法：是改良 Bass 刷牙法，是一种有效清除龈沟内和牙面菌斑的刷牙方法。水平颤动主要去除牙颈部及龈沟内的菌斑，拂刷主要清除唇(颊)舌(腭)面的牙菌斑。

3. 邻间隙：牙与牙之间的间隙称为邻间隙或牙间隙，牙间隙是藏污纳垢、牙菌斑极易形成的场所。

4. 龈上洁治术：龈上洁治术是用龈上洁治器去除龈上牙石和菌斑，并磨光牙面，防止菌斑和牙石再沉积，防治牙周病的措施。

5. 龈下刮治术：龈下刮治术是用龈下刮治器刮除位于牙周袋内牙根面上的牙石和菌斑，是牙周病治疗的主要方法之一。

二、选择题

【A1 型题】

1. A　　2. B　　3. C　　4. D　　5. B　　6. C　　7. D　　8. B　　9. E　　10. B

【B1 型题】

11. A　　12. D　　13. C　　14. B　　15. E

三、简答题

1. 简述牙刷的选择及保管方法。

答：(1) 选择牙刷可根据个人刷牙能力、牙排列状况、个人爱好、医生推荐和指导等选择合适的牙刷。

(2) 牙刷的保管：刷牙后，要用清水多次冲洗牙刷，并将刷毛上的水分甩干，刷头朝上，放置于通风处充分干燥。每个牙刷使用不宜超过 3 个月。

2. 何为水平颤动拂刷法及刷牙注意事项？

答：(1) 水平颤动拂刷法是改良 Bass 刷牙法，是一种有效清除龈沟内和牙面菌斑的刷牙方法。水平颤动主要去除牙颈部及龈沟内的菌斑，拂刷主要清除唇(颊)舌(腭)面的牙菌斑。

(2) 刷牙注意事项

①刷牙顺序：为保证刷牙时不遗漏某些部位，建议按照一定的顺序做到面面刷到。一般从一侧最后一颗牙开始按顺序刷牙。

②刷牙时间：临床研究显示，在刷牙的初始 2 分钟内，牙菌斑去除量超过 80%，2 分钟后刷牙效率明显降低。所以，普通人群建议每次刷牙时间至少 2 分钟。

③刷牙次数：最好在餐后和睡前各刷牙 1 次，每天至少刷牙 2 次，晚上睡前刷牙更重要。

3. 口腔不良习惯包括哪些？

答：(1) 不适当喂奶法：长期偏一侧喂奶，可造成婴儿颌骨发育不均衡。

(2) 单侧咀嚼：长期只用一侧牙咀嚼食物，由于两侧的生理刺激不均衡，可造成非咀嚼侧组织衰退,发育不良;且缺乏自洁作用,易堆积牙石,导致牙周疾病发生。

(3) 口呼吸:长期用口呼吸会造成上牙弓狭窄,腭部高拱,上前牙前突,唇肌松弛,上、下唇不能闭合,形成开唇露齿,导致口腔黏膜干燥和牙龈增生。

(4) 吮唇、咬舌、咬颊。

(5) 咬笔杆、咬筷子、吮指:这些不良习惯,可使上前牙向唇侧移位,下前牙移向舌侧,造成牙位不正,也是错𬌗畸形的病因。

(6) 其他:如长期一侧睡眠、硬物作枕,小孩睡前吃糖果、饼干等,都可造成不良后果,应及早纠正。

4. 中小学生口腔保健的具体内容是什么?

答:(1) 监测学生健康状况,包括定期口腔健康检查与监测。

(2) 对学生进行健康教育,包括口腔健康教育。

(3) 培养学生良好的卫生习惯,包括刷牙与饮食卫生习惯。

(4) 常见病的预防,包括口腔疾病的预防与治疗。

(5) 身体意外事故的预防,包括前牙外伤与颌骨骨折。

5. 老年人口腔的常见问题及保健方法?

答:(1) 常见问题:①牙龈退缩和根面龋;②牙列缺损和缺失;③牙磨耗和楔状缺损;④口腔黏膜病和口腔癌。

(2) 保健方法:①提高自我口腔保健能力;②注重个人口腔卫生;③定期进行口腔检查;④及时修复缺失牙。

(魏秀峰)

第四章
牙体牙髓病

【学习目标】

1. 掌握 龋病的病因;龋病的临床表现与诊断方法;不可复性牙髓炎的分类、临床表现与诊断;根尖周病的分类、临床表现与诊断;龋病的充填修复治疗技术的操作步骤与相关概念;根管治疗术的适应证与操作步骤。

2. 熟悉 龋病的临床分类;牙体硬组织非龋性疾病的定义、诊断与治疗;牙髓病病因;可复性牙髓炎临床表现与诊断;活髓保存术的定义、分类及操作要点。

3. 了解 牙髓坏死与牙髓钙化的临床表现与诊断;龋病的非手术治疗技术;牙痛的应急治疗;根尖诱导成形术与根尖手术的定义。

【内容提要】

一、龋病

(一)龋病病因

1. 化学细菌学说 Miller 最早提出,认为口腔微生物代谢食物中的碳水化合物产生有机酸,是造成牙体硬组织溶解,最终形成龋洞的重要原因。

2. 四联因素学说 包括宿主因素、微生物因素、食物因素及时间因素。

3. 口腔微生态学说

(二)龋病临床分类

1. 按进展速度分类,分为急性龋、慢性龋及继发龋。

2. 按解剖部位分类,分为窝沟龋、平滑面龋、根面龋、线形牙釉质龋及隐匿性龋。

3. 按病变深度分类,分为浅龋、中龋及深龋。

(三)龋病临床表现与诊断

从颜色改变、形态改变、质地改变、主观症状及辅助检查 5 个方面描述浅龋、中龋及深龋的临床表现与诊断要点。

二、牙体硬组织非龋性疾病

1. 氟牙症　又称氟斑牙,是牙釉质在发育期因摄入了过量的氟而导致的牙体组织疾病。
2. 四环素牙　在牙发育矿化期间,因服用四环素族药物引起的牙体硬组织病变。
3. 楔状缺损　牙唇面、颊面颈部硬组织的慢性缺损。
4. 牙本质敏感症　牙受到生理范围内的刺激时出现的短暂、尖锐的疼痛或不适。
5. 牙隐裂　发生在牙冠表面的非生理性细小裂纹,不易被发现,是引起牙痛的原因之一。
6. 牙外伤　牙受到各种机械外力发生的牙体硬组织、牙髓组织和牙周组织的急性损伤。
7. 酸蚀症　因长期接触酸或者酸酐造成的牙体硬组织脱矿的疾病。
8. 磨牙症　俗称夜磨牙,是在无意识状态下牙承受一定强度的咬合力,下颌做一定规律的运动或者表现出较大运动倾向的现象。
9. 牙釉质发育不全　是在牙发育期间,由于全身疾患、严重营养障碍、内分泌失调、婴儿和母体疾病以及局部严重的乳牙根尖周感染导致的牙釉质异常,可分为牙釉质发育不全和牙釉质矿化不全。
10. 遗传性牙本质障碍　可分为遗传性牙本质发育不全以及遗传性牙本质发育不良,是一种常染色体显性遗传疾病。
11. 先天性梅毒牙　是在牙胚发育时期,梅毒螺旋体导致的炎症细胞浸润,特别是在成釉器中有炎症渗出,致使成釉细胞受损,部分牙釉质停止发育。
12. 融合牙、双生牙、结合牙　融合牙由2个正常的牙胚融合而成,可以是完全融合,也可以是不完全融合;双生牙是有一个内向的凹陷将一个牙胚不完全分开而形成不完全的双生牙;结合牙为2个牙的牙根发育完全后发生粘连的牙。
13. 畸形中央尖　在牙发育期间,牙乳头组织向成釉器突起而形成的牙形态异常。多见于下颌前磨牙,尤其是第二前磨牙,常对称性发生。
14. 牙内陷　为牙发育时期,成釉器过度卷叠或者局部过度增殖,深入到牙乳头中所致。常见于上颌侧切牙。
15. 牙数目异常　牙数目异常主要是指额外牙和先天性缺额牙。正常牙数之外多生的是额外牙,而根本未曾发生的是先天性缺额牙。
16. 牙萌出异常　包括早萌、迟萌、异位萌出、萌出困难等。

三、牙髓病

1. 牙髓病病因　包括微生物因素、物理因素、化学性因素及免疫因素。
2. 可复性牙髓炎　是牙髓组织以血管扩张、充血为主要病理变化的初期炎症。若彻底去除病原刺激因素,同时给予患牙适当的治疗,牙髓可以恢复原有状态。
3. 不可复性牙髓炎
(1) 急性牙髓炎:临床特点是发病急,疼痛剧烈。临床上有急性症状的绝大多数病例属于慢性牙髓炎急性发作,龋源性者尤为显著。
(2) 慢性牙髓炎:一般无剧烈的自发性疼痛,有时可出现阵发性隐痛或钝痛。慢性牙髓炎的病程较长,患者可诉有长期的冷、热刺激痛病史。患牙常伴有咬合不适或轻度叩痛,可自行定位。
(3) 残髓炎:发生在经牙髓治疗后的患牙,由于残留了少量的炎症根髓或者遗漏了有炎症牙髓的根管而导致。

（4）逆行性牙髓炎：来源于患牙牙周病所致的深牙周袋。牙周袋内的细菌及毒素通过根尖孔、侧副根管或者开放的牙本质小管逆行进入牙髓，先引起根部牙髓的慢性炎症，继而向冠方进展，是牙周 - 牙髓联合病变的一型。

4. 牙髓坏死

5. 牙髓钙化

四、根尖周病

1. 急性根尖周炎　是从根尖部牙周膜出现浆液性炎症，到根尖周组织形成化脓性炎症的病理改变过程。

（1）急性浆液性根尖周炎：根尖周炎发生的初期，临床过程往往很短。如果细菌毒力强，机体抵抗力弱，局部引流不畅，很快发展为化脓性炎症。如细菌的毒力很弱，机体抵抗力较强，炎症渗出得到了引流，可转变为慢性根尖周炎。

（2）急性化脓性根尖周炎：由急性浆液性根尖周炎发展而来，也可由慢性根尖周炎转化而来。依据脓液相对集聚区域的不同，急性化脓性根尖周炎分为根尖周脓肿、骨膜下脓肿及黏膜下脓肿。

2. 慢性根尖周炎　是指根管内由于长期感染及病原刺激存在，根尖周围组织呈现慢性炎症反应，表现为根尖肉芽肿、慢性根尖周脓肿和根尖周囊肿。

五、牙体牙髓病的治疗方法

牙体牙髓病治疗的目的是最大限度保存患牙牙体组织，保存具有正常生理功能的牙髓以及保存患牙。主要治疗方法包括早期龋损的非手术治疗、已形成龋洞的充填修复治疗，以及牙髓根尖周病的牙髓治疗技术。

（一）龋病的非手术治疗技术

包括再矿化治疗与预防性树脂充填。

（二）龋病的充填修复治疗技术

1. 洞形制备

（1）窝洞分类：Black 洞形分类法。

（2）窝洞的结构：包括洞壁、洞角和洞缘，洞壁又分为侧壁和髓壁。

（3）洞形制备的基本原则：包括去净龋损、保护牙髓、尽量保留健康牙体组织，预备抗力形和固位形。

2. 术区隔离

3. 窝洞封闭、衬洞及垫底

4. 充填修复

（三）牙痛的应急治疗

1. 开髓引流

2. 切开脓肿

3. 去除刺激

4. 调𬌗磨改

5. 消炎止痛

（四）活髓保存术

当牙髓病变局限或可逆时，应选择以保存活髓为目的的治疗方法。活髓保存术主要包括盖髓术和牙髓切断术。

1. 盖髓术

(1) 直接盖髓术：用药物覆盖在牙髓暴露处，以保存牙髓活力的方法。主要适用于根尖孔尚未发育完全，机械性或外伤性露髓的年轻恒牙；根尖已发育完全，机械性或外伤性露髓、穿髓直径不超过 0.5 mm 的恒牙。

(2) 间接盖髓术：将盖髓剂直接覆盖在接近牙髓的牙本质表面，以保存牙髓活力的方法。主要适用于深龋、外伤等引起近髓的患牙；深龋引起的可复性牙髓炎，牙髓活力测试正常，X 线片显示根尖周组织健康的恒牙；无明显自发痛，去净腐质未见穿髓，却难以判断是慢性牙髓炎或可复性牙髓炎时，可采用间接盖髓剂作为诊断性治疗。

2. 牙髓切断术　切除炎症牙髓组织，以盖髓剂覆盖于牙髓断面，保留正常牙髓组织的方法。主要适用于根尖未发育完成的年轻恒牙。

(五) 根管治疗术

1. 适应证　①不可复性牙髓炎；②牙髓坏死；③牙内吸收；④根尖周炎；⑤外伤牙、移植牙、再植牙；⑥某些非龋性牙体硬组织疾病，如重度釉质发育不全、重度磨耗、牙隐裂等；⑦因其他治疗需要而牙髓正常者，如因口腔颌面外科手术或义齿修复而需要治疗的牙。

2. 根管治疗的步骤

(1) 根管预备：包括开髓，进入髓腔，清理病变牙髓组织，测量根管工作长度，根管扩大成形及冲洗。

(2) 根管清理：感染根管预备后，必须进一步进行根管清理，方法包括冲洗、激光、微波、超声等。

(3) 根管充填：常用方法有侧方加压充填法和垂直加压充填法。

3. 显微根管治疗　借助根管显微镜和显微器械进行根管治疗的方法，可用于根管治疗的全过程。

(六) 根尖诱导成形术

指牙根未完全形成之前而发生牙髓严重病变或根尖周炎症的年轻恒牙，在消除感染或治愈根尖周炎的基础上，用药物诱导根尖部的牙髓和(或)根尖周组织形成硬组织，使牙根继续发育和根尖孔缩小或封闭的治疗方法。

(七) 根尖手术

将根管治疗术和手术结合起来治疗牙髓根尖周病的方法，适用于根管治疗或再治疗失败、根管解剖严重变异或需要通过探查手术明确诊断的患牙。

【习题】

一、名词解释

1. chemico-parasitic theory

2. hereditary opalescent dentin

3. 可复性牙髓炎

4. 慢性根尖周炎

5. 间接盖髓术

二、选择题

【A1 型题】

1. 龋病四联因素学说**不包括**
    A. 时间因素　　　　　　B. 宿主因素　　　　　　C. 微生物因素

D. 地域因素　　　　　　E. 食物因素

2. 关于龋病口腔微生态学说,描述**不准确**的是
   A. 龋病必须由特异性致龋菌引起
   B. 口腔常驻菌可引起龋病
   C. 口腔微生态平衡的破坏,使口腔常驻菌的生理性组合改变为病理性组合
   D. 饮食、宿主免疫等因素能够影响口腔微生态平衡
   E. 口腔常驻菌可在口腔微生态失衡状态下成为条件致病菌

3. 氟牙症临床表现**不包括**
   A. 具有地区好发性,患者多来自于高氟地区
   B. 恒牙多发,乳牙少且程度轻
   C. 严重者可伴有氟中毒的其他表现,如氟骨症
   D. 对称性斑块在同一时期萌出牙的牙釉质上有白垩色斑块
   E. 牙耐酸性降低,耐磨性增强

4. **不属于**四环素牙临床特征的是
   A. 初期呈黄色,以后逐渐由黄色变成棕褐色或深灰色
   B. 不会合并牙釉质发育不全
   C. 乳牙发生少且程度轻
   D. 10 岁以后服用四环素仍可引起四环素牙
   E. 妊娠期妇女、哺乳期妇女服用四环素不会导致胎儿 / 幼儿发生四环素牙

5. 属于特纳牙的是
   A. 牙釉质发育不全　　　　B. 遗传性牙本质障碍　　　　C. 先天性梅毒牙
   D. 牙内陷　　　　　　　　E. 酸蚀症

6. 关于融合牙的描述,正确的是
   A. 由一个内向的凹陷将一个牙胚不完全分开而形成
   B. 2 个牙的牙根发育完全后发生粘连的牙
   C. 2 个正常的牙胚融合而成
   D. 牙发育期间,牙乳头组织向成釉器突起而形成的牙形态异常
   E. 牙发育时期,成釉器过度卷叠或者局部过度增殖,深入到牙乳头所致

7. 急性牙髓炎的临床表现**不包括**
   A. 温度刺激加剧疼痛
   B. 疼痛呈放射性或牵涉性
   C. 疼痛能够自行定位
   D. 炎症牙髓出现化脓时,患者可主诉有搏动性跳痛
   E. 夜间痛是其重要临床特征,但并非所有急性牙髓炎患者都具备

8. 慢性增生性牙髓炎常发生于
   A. 青少年患者　　　　　　B. 老年患者　　　　　　　C. 妊娠期妇女患者
   D. 具有小而深的龋洞的患牙　　　　　　　　　　　　E. 中切牙

9. **不属于**急性根尖周炎临床表现的是
   A. 患牙咬合痛　　　　　　B. 患牙松动　　　　　　　C. 患牙根尖部扪诊轻微疼痛
   D. 患牙冷热刺激痛　　　　E. 可伴有全身症状

10. 属于活髓保存术的方法是
    A. 牙髓切断术   B. 根管治疗术   C. 根尖诱导成形术
    D. 根尖屏障术   E. 根尖手术

11. 关于直接盖髓术，描述错误的是
    A. 常用的盖髓剂有氢氧化钙和 MTA
    B. 不适用于不可复性牙髓炎患牙
    C. 适用于根尖孔尚未发育完全，机械性或外伤性露髓的年轻恒牙
    D. 适用于根尖已发育完全，机械性或外伤性露髓、穿髓直径不超过 0.5 mm 的恒牙
    E. 适用于龋源性露髓的乳牙

12. 不需要进行根管治疗术的病变是
    A. 不可复性牙髓炎   B. 牙髓坏死   C. 慢性根尖周炎
    D. 急性根尖周炎   E. 牙本质敏感症

【A2 型题】

13. 男，54 岁。1 年前因鼻咽癌行放射治疗，放疗后口内多颗牙发生龋坏，累及牙本质中层至深层。应诊断为
    A. 浅龋   B. 放射性龋   C. 继发龋
    D. 静止龋   E. 隐匿性龋

14. 女，17 岁。主诉右上后牙冷、热刺激痛 2 年，无自发性疼痛。查体：16 大面积龋坏，髓腔暴露，龋洞内见红色息肉，探诊出血且无疼痛感，无叩痛。应诊断为
    A. 慢性根尖周炎   B. 急性牙髓炎   C. 急性根尖周炎
    D. 慢性溃疡性牙髓炎   E. 慢性增生性牙髓炎

15. 男，25 岁。因上前牙变色就诊。自述 1 年前因跌倒致上前牙外伤，当时未行处理。查体：11 牙体组织完整，牙冠呈灰色，无松动，无叩痛，温度测试、牙髓活力测试无反应。X 线片显示 11 牙根尖周影像无明显异常。应诊断为
    A. 隐匿龋   B. 牙髓坏死   C. 牙周膜震荡
    D. 可复性牙髓炎   E. 氟斑牙

16. 女，24 岁。46 深龋致早期急性根尖周脓肿，急诊处理方法是
    A. 开髓引流   B. 切开脓肿   C. 根管预备
    D. 给全身消炎止痛药物   E. 根管充填

17. 男，40 岁。左上后牙自发性、放射性痛 2 日。查体：26 近中邻面深龋，探诊敏感，冷诊引起尖锐疼痛，并向右侧颞部放散，无叩痛。最可能的诊断是
    A. 可复性牙髓炎   B. 慢性牙髓炎   C. 急性牙髓炎
    D. 急性根尖周炎   E. 慢性根尖周炎

【A3/A4 型题】

(18 ~ 20 题共用题干)

男，13 岁。左上后牙食物嵌塞 1 周，遇冷热食物感疼痛不适，不进食时无不适。查体：16 牙合面近中窝龋坏，去除龋洞内食物碎屑后可见浅棕色湿润的软化牙本质堆积，探诊酸软，冷热测试同对照牙，入洞有刺激性疼痛，刺激去除后立即消失。

18. 该主诉牙的诊断首先考虑
    A. 深龋   B. 急性牙髓炎   C. 慢性牙髓炎

D. 牙本质敏感症　　　　　E. 慢性根尖周炎

19. 去除龋坏组织后所形成的窝洞属于
   A. Ⅰ类洞　　　　　　　B. Ⅱ类洞　　　　　　　C. Ⅲ类洞
   D. Ⅳ类洞　　　　　　　E. Ⅴ类洞

20. 16 最合适的治疗方案为
   A. 再矿化治疗　　　　　B. 预防性树脂充填　　　C. 充填修复治疗
   D. 根管治疗　　　　　　E. 根尖诱导成形术

（21 ～ 23 题共用题干）

女,44 岁。右下后牙剧痛 3 日。查体:面色苍白,精神疲惫,46 殆面大面积龋坏,探诊无疼痛,叩痛明显,Ⅱ度松动,温度测试无反应。

21. 患牙的初步诊断为
   A. 急性牙髓炎　　　　　B. 慢性牙髓炎　　　　　C. 急性根尖周炎
   D. 急性牙周脓肿　　　　E. 三叉神经痛

22. 进一步的检查方法是
   A. 牙周袋探诊　　　　　B. 血常规　　　　　　　C. 选择性麻醉
   D. X 线片检查　　　　　E. 牙髓电活力测试

23. 患牙的治疗方案应包括
   A. 根管治疗　　　　　　B. 直接盖髓术　　　　　C. 根尖诱导成形术
   D. 间接盖髓术　　　　　E. 活髓切断术

【B1 型题】

（24 ～ 26 题共用备选答案）
   A. 上颌侧切牙　　　　　B. 尖牙　　　　　　　　C. 前磨牙
   D. 上颌磨牙　　　　　　E. 下颌磨牙

24. 楔状缺损最好发于
25. 牙隐裂最好发于
26. 牙内陷最好发于

（27 ～ 29 题共用备选答案）
   A. Ⅰ类洞　　　　　　　B. Ⅱ类洞　　　　　　　C. Ⅲ类洞
   D. Ⅳ类洞　　　　　　　E. Ⅴ类洞

27. 后牙邻面的龋损所备的窝洞属于
28. 前牙邻面未累及切角的龋损所备成的窝洞属于
29. 前牙邻面累及切角的龋损所备成的窝洞属于

三、简答题

1. 简述深龋的临床表现。
2. 描述急性牙髓炎的疼痛特点。
3. 简述急性化脓性根尖周炎发展的 3 个阶段的临床特征。
4. 简述洞形预备中固位形的定义与主要形式。
5. 简述根管治疗的适应证。

【参考答案】

一、名词解释

1. chemico-parasitic theory：化学细菌学说，Miller 最早提出，认为口腔微生物代谢食物中的碳水化合物产生有机酸，是造成牙体硬组织溶解，最终形成龋洞的重要原因。化学细菌学说首次系统提出了口腔微生物在产酸和溶解牙体硬组织方面的作用，成为现代龋病病因学的重要基础。

2. hereditary opalescent dentin：遗传性乳光牙本质，为遗传性牙本质发育不全Ⅱ型，因牙外观有一种特殊的半透明乳光色而得名。

3. 可复性牙髓炎：是牙髓组织以血管扩张、充血为主要病理变化的初期炎症。若彻底去除病原刺激因素，同时给予患牙适当的治疗，牙髓可以恢复原有状态。

4. 慢性根尖周炎：根管内由于长期感染及病原刺激存在，根尖周围组织呈现慢性炎症反应，表现为根尖肉芽肿、慢性根尖周脓肿和根尖周囊肿。

5. 间接盖髓术：将盖髓剂直接覆盖在接近牙髓的牙本质表面，以保存牙髓活力的方法。

二、选择题

【A1 型题】

1. D　　2. A　　3. E　　4. A　　5. A　　6. C　　7. C　　8. A　　9. D　　10. B
11. E　　12. E

【A2 型题】

13. B　　14. E　　15. B　　16. A　　17. C

【A3/A4 型题】

18. A　　19. A　　20. C　　21. C　　22. D　　23. E

【B1 型题】

24. C　　25. D　　26. A　　27. B　　28. C　　29. D

三、简答题

1. 简述深龋的临床表现。

答：深龋的龋洞深大，达牙本质深层，临床上表现为：①牙颜色改变，龋损部位牙本质呈黄褐或深褐色；②牙形态改变，龋洞形成，牙体缺损明显；③牙质地改变，病变牙本质质地较软；④当食物嵌塞入龋洞中或患牙遇冷、热、酸、甜、化学刺激时，可出现疼痛，去除刺激后症状立即消失；⑤X线片检查，牙体组织低密度影累及牙本质深层。

2. 描述急性牙髓炎的疼痛特点。

答：急性牙髓炎的主要症状是剧烈疼痛。疼痛性质具有下列特点①自发性阵发性痛：在未受到任何外界刺激的情况下，突然发生剧烈的自发性尖锐疼痛；②夜间痛：疼痛往往在夜间发作，或夜间疼痛较白天剧烈；③温度刺激加剧疼痛：冷、热刺激可激发患牙的剧烈疼痛；④疼痛不能自行定位：疼痛发作时，患者大多不能明确指出患牙所在，且疼痛呈放射性或牵涉性。

3. 简述急性化脓性根尖周炎发展的3个阶段的临床特征。

答：依据脓液相对集聚区域的不同，急性化脓性根尖周炎分为根尖周脓肿、骨膜下脓肿及黏膜下脓肿。

（1）根尖周脓肿：患牙出现自发性剧烈、持续跳痛，伸长感加重，不敢咬合。根尖部牙龈潮红，但无明显肿胀，叩痛明显，可有Ⅱ～Ⅲ度松动。患牙根尖部扪诊轻微疼痛，相应的下颌下淋巴结或颌下淋巴结可有肿大及压痛。

（2）骨膜下脓肿：患牙持续性、搏动性跳痛更加剧烈，患者感到极度痛苦。患牙更觉高起、松动，轻触患牙即感觉疼痛难忍，影响睡眠和进食。可伴有体温升高、乏力等全身症状。严重者可在颌面部出现间隙感染，牙龈红肿，移行沟变平。叩痛明显，患牙可有Ⅲ度松动。扪诊有明显疼痛，深部有波动感。

（3）黏膜下脓肿：患牙自发性胀痛及咬合痛减轻，全身症状缓解。根尖区黏膜肿胀已局限，呈半球状隆起。患牙有轻到中度叩痛，可有Ⅰ度松动。扪诊波动感明显，脓肿较表浅而易破溃。

4. 简述洞形预备中固位形的定义与主要形式。

答：固位形是防止充填修复体在侧向或垂直方向力量作用下移位、脱落的形状。固位形主要有：①一定深度的侧壁，通过与充填修复材料之间产生摩擦力而产生固位作用；②倒凹固位，即在窝洞的侧髓线角或点角处平洞底向侧壁牙本质做出的潜入小凹，材料充填入倒凹或者固位沟后，形成洞底略大于洞口的形状，形成机械固位；③鸠尾固位，外形类似斑鸠的尾巴，由缩窄的鸠尾峡和膨大的尾部组成，借助鸠尾峡部的扣锁作用，防止充填修复体水平向脱位；④梯形固位，是在邻𬌗面洞的邻面制备成龈方大于𬌗方的梯形，防止充填修复体垂直方向脱位。

5. 简述根管治疗的适应证。

答：根管治疗的适应证包括：①不可复性牙髓炎；②牙髓坏死；③牙内吸收；④根尖周炎；⑤外伤牙、移植牙、再植牙；⑥某些非龋性牙体硬组织疾病，如重度釉质发育不全、重度磨耗、牙隐裂等；⑦因其他治疗需要而牙髓正常者，如因口腔颌面手术或义齿修复而需要治疗的牙。

（周学东　徐　欣）

第五章

牙周疾病

【学习目标】

1. 掌握　牙周病的类型;牙菌斑的概念;慢性龈炎的临床表现和治疗原则;牙周炎的概念、病因;慢性龈炎及慢性牙周炎的鉴别诊断要点;慢性牙周炎的临床表现、治疗目标和治疗程序;局限型侵袭性牙周炎的临床特征。

2. 熟悉　青春期龈炎、妊娠期龈炎的病因和治疗原则;引起药物性牙龈肥大的常见药物、临床表现和治疗原则;急性坏死性溃疡性龈炎的临床表现;慢性牙周炎严重程度分级;龈下刮治术、根面平整术的目的和临床意义;局限型侵袭性牙周炎的病因;广泛型侵袭性牙周炎的临床表现。

3. 了解　牙龈纤维瘤病的临床表现;牙龈瘤的概念;牙周手术治疗目的;具有牙周组织表现的全身疾病类型;掌跖角化 - 牙周破坏综合征的临床表现;HIV 有关的牙周病损表现。

【内容提要】

牙周疾病是口腔最常见的两大类疾病之一,分为两大类,即牙龈病和牙周炎。

1. 牙龈病　是指一组发生于牙龈组织的病变,包括牙龈组织的炎症及全身疾病在牙龈的表现。牙龈病一般不侵犯深层牙周组织,主要类型有慢性龈炎、青春期龈炎、妊娠期龈炎、药物性牙龈增生、牙龈纤维瘤病、牙龈瘤、急性坏死溃疡性龈炎、急性龈乳头炎(表 5-1)。

表 5-1　牙龈炎与牙周炎的鉴别要点

	牙龈炎	牙周炎
附着丧失	无	有,可探及釉 - 牙骨质界
牙周袋	假性牙周袋	真性牙周袋
牙槽骨吸收	无	有
预后	可逆	不可逆

2. 牙周炎　是由牙菌斑生物膜引起的牙周组织的慢性感染性疾病,导致牙支持组织(牙龈、牙周膜、牙槽骨和牙骨质)的炎症、牙周袋形成、进行性附着丧失和牙槽骨吸收,最后导致牙松动、丧

失。根据疾病发展的特点,分为慢性牙周炎和侵袭性牙周炎(表 5-2)。

表 5-2 慢性牙周炎与侵袭性牙周炎的鉴别要点

	慢性牙周炎	侵袭性牙周炎
致病因素	牙龈卟啉单胞菌等微生物、牙石	伴放线聚集杆菌等微生物、机体防御功能缺陷
病变进程	缓慢	迅速
发病年龄	多见于成年人	多为青春期至 35 岁以下
口腔卫生	差	较好
好发牙位	多数牙或全口牙	磨牙切牙为主,可广泛
牙周袋	较浅,多为骨上袋	多为深牙周袋
牙松动	晚期发生	早期发生,晚期加重
影像学检查	水平型骨吸收	混合型骨吸收
预后	一般良好	差,但可自限

牙周炎的治疗目标:控制菌斑和消除炎症,恢复牙周组织的生理形态与功能,维持长期疗效,减少复发率。

牙周炎的治疗程序:牙周基础治疗,牙周手术治疗,修复和正畸治疗,牙周支持治疗。

3. 反映全身疾病的牙周炎 反映全身疾病的牙周炎指一组以牙周炎作为其突出表征之一的全身疾病,包括掌跖角化-牙周破坏综合征、Down 综合征、家族性和周期性白细胞缺乏症、粒细胞缺乏症、白细胞功能异常、艾滋病和糖尿病等。

【习题】

一、名词解释

1. 牙菌斑
2. 妊娠期龈炎
3. 牙龈瘤
4. 牙周炎
5. 龈下刮治和根面平整术

二、选择题

【A1 型题】

1. 青春期龈炎病因中的促进因素**不包括**

   A. 菌斑 　　　　　B. 牙排列不齐 　　　　　C. 口呼吸

   D. 戴矫治器 　　　　　E. 性激素的改变

2. 女性妊娠期间若需要进行牙周洁治和刮治,应选择的妊娠期是

   A. 妊娠早期,即小于等于 13 周 　　　　　B. 妊娠中期,即第 13 ~ 27 周

   C. 妊娠晚期,即第 28 ~ 41 周 　　　　　D. 牙周治疗无需选择妊娠期

   E. 牙周治疗不可以在妊娠期进行

3. 不会引起药物性龈炎的药物是

   A. 苯妥英钠 　　　　　B. 硝苯地平 　　　　　C. 环孢素

    D. 阿莫西林   E. 维拉帕米

4. 选择治疗急性坏死性溃疡性牙龈炎最敏感的抑菌药物是
    A. 四环素   B. 甲硝唑   C. 磺胺类
    D. 青霉素   E. 头孢类

5. 慢性牙周炎的早期特点为
    A. 牙槽嵴顶吸收   B. 多数牙齿松动   C. 牙根暴露
    D. 根分叉病变   E. 牙周脓肿

6. 牙龈炎和早期牙周炎的区别是
    A. 牙龈颜色改变   B. 附着丧失   C. 探诊深度大于 3 mm
    D. 龈沟探诊出血   E. 龈沟液量改变

7. 局限型慢性牙周炎具有附着丧失的位点数占全口牙的比例应
    A. ≤ 10%   B. ≤ 15%   C. ≤ 20%
    D. ≤ 25%   E. ≤ 30%

8. 可认为菌斑控制基本合格的标准是菌斑百分率
    A. < 10%   B. < 15%   C. < 20%
    D. < 25%   E. < 30%

9. 局限型侵袭性牙周炎的主要致病菌是
    A. 牙龈卟啉单胞菌   B. 伴放线聚集杆菌   C. 福赛类杆菌
    D. 螺旋体   E. 变形链球菌

10. 与 HIV 有关的牙周病损是
    A. 毛状白斑   B. 白色念珠菌感染   C. 复发性溃疡
    D. 坏死性溃疡性龈炎   E. 卡波西肉瘤

【A2 型题】

11. 男,37 岁。有 10 年吸烟史。牙龈自发性出血,疼痛明显,口臭,无发热。查体:牙石(+++),龈缘呈虫蚀状,表面覆盖灰褐色坏死假膜,易于擦去,中央凹下如火山口。最可能的诊断是
    A. 慢性牙周炎   B. 慢性龈炎   C. 白血病的牙龈病损
    D. 急性龈乳头炎   E. 急性坏死性溃疡性龈炎

12. 男,21 岁。全口牙龈肿胀,影响进食 10 余日。查体:牙龈肿大,颜色苍白,渗血,伴发热、食欲差、体重减轻。若怀疑为白血病,诊断前应首先做的检查是
    A. X 线片   B. 细菌培养   C. 血常规
    D. 测血压   E. 心电图

13. 女,19 岁。自觉后牙咬东西无力。查体:牙龈红肿不明显,第一磨牙和上颌切牙探诊深度 5 ~ 7 mm,牙石(+),第一磨牙松动 Ⅰ 度。X 线片示:第一磨牙牙槽骨垂直吸收至根中 1/2,全身其他部位未见异常。最可能的诊断是
    A. 慢性牙周炎   B. 侵袭性牙周炎   C. 青春期龈炎
    D. 掌跖角化 - 牙周破坏综合征   E. Down 综合征

14. 女,25 岁。刷牙时牙龈出血 9 个月余。查体:牙石(+),牙龈边缘红肿,点彩消失,探诊深度小于 3 mm。X 线片未见牙槽骨吸收。最可能的诊断是
    A. 妊娠期龈炎   B. 急性坏死性溃疡性龈炎 C. 慢性牙周炎
    D. 白血病的牙龈病损   E. 慢性龈炎

15. 男,10岁。诉全口牙龈广泛肥大3年。查体:牙龈广泛增生,累及全口的龈缘、龈乳头和附着龈,增生的牙龈为粉红色,质地坚韧,表面光滑,上、下颌切牙间隙增宽,移位。家族史:父亲具有类似病史。最可能的诊断是

    A. 牙龈瘤   B. 青春期龈炎   C. 药物性牙龈肥大

    D. 牙龈纤维瘤病   E. 侵袭性牙周炎

【A3/A4 型题】

(16 ~ 17 题共用题干)

女,28岁,妊娠5个月。右下后牙牙龈肿胀伴出血1个月。查体:右下第一磨牙近中颊侧牙龈乳头球状肿物,呈鲜红色,质地松软,表面光亮,轻探易出血,有蒂,可活动。

16. 对牙龈肿物的处理原则是

    A. 严格控制菌斑   B. 局部用药控制炎症   C. 全身用药控制炎症

    D. 立即手术切除肿物   E. 直接拔除患牙

17. 应考虑的诊断是

    A. 妊娠期龈炎   B. 药物性牙龈肥大   C. 牙龈瘤

    D. 慢性牙周炎   E. 牙龈癌

(18 ~ 20 题共用题干)

男,28岁。刷牙时牙龈少量出血2年余,近1周加重。否认药物过敏史及家族史。查体:口腔卫生差,牙面沉积大量软垢,牙石(+++),牙龈呈暗红色,边缘肿胀,质地松软,表面光亮,牙根部分外露,探诊深度 3 ~ 5 mm,BOP(+)。

18. 为进一步明确诊断,应首先进行的检查是

    A. 牙髓活力检查   B. X 线片检查   C. 血象检查

    D. 实验室细菌检查   E. 全身系统疾病检查

19. 最可能的诊断是

    A. 慢性牙周炎   B. 坏死性溃疡性龈炎

    C. 白血病的牙龈病损   D. 局限型侵袭性牙周炎

    E. 广泛型侵袭性牙周炎

20. 治疗措施中,**不适当**的是

    A. 龈上洁治   B. 口腔卫生指导

    C. 定期复查   D. 龈下刮治和根面平整

    E. 口服阿莫西林 + 甲硝唑

【B1 型题】

(21 ~ 22 题共用备选答案)

    A. 中间普氏菌   B. 螺旋体   C. 伴放线聚集杆菌

    D. 牙龈卟啉单胞菌   E. 梭形杆菌

21. 与慢性牙周炎关系最密切的是

22. 妊娠性龈炎的优势菌

(23 ~ 25 题共用备选答案)

    A. 青壮年   B. 青春期   C. 20 岁以下

D. 30 岁以下　　　　　　E. 35 岁以上

23. 急性坏死性溃疡性龈炎的好发年龄是

24. 广泛型侵袭性牙周炎的好发年龄是

25. 青春期龈炎的好发年龄是

三、简答题

1. 简述慢性龈炎的临床表现。

2. 慢性龈炎和慢性牙周炎的鉴别要点有哪些？

3. 临床上如何判断慢性牙周炎的严重程度？

4. 局限型侵袭性牙周炎具有哪些临床特征？

5. 简述慢性牙周炎的治疗内容。

【参考答案】

一、名词解释

1. 牙菌斑：一种细菌性生物膜，为基质包裹的互相黏附、或黏附于牙面的软而未矿化的细菌性群体。

2. 妊娠期龈炎：指妇女在妊娠期间，由于女性激素水平升高，原有的牙龈慢性炎症加重，牙龈肿胀或形成龈瘤样的改变，分娩后病损可自行减轻或消退。

3. 牙龈瘤：是一种炎症反应性瘤样增生物，多发生于牙龈乳头，亦可发生于龈缘。来源于牙周膜及牙龈的结缔组织，因无肿瘤的生物学特征和结构，故非真性肿瘤，但切除后易复发。

4. 牙周炎：是由牙菌斑生物膜引起的牙周组织的慢性感染性疾病，导致牙支持组织(牙龈、牙周膜、牙槽骨和牙骨质)的炎症、牙周袋形成、进行性附着丧失和牙槽骨吸收，最后可导致牙松动、丧失。

5. 龈下刮治和根面平整术：清除龈下牙石，刮除暴露在牙周内含有大量内毒素的病变牙骨质，使根面符合生物学要求，有利于牙周支持组织重新附着于根面，形成新附着。

二、选择题

【A1 型题】

1. A　2. D　3. D　4. B　5. A　6. B　7. E　8. C　9. B　10. D

【A2 型题】

11. E　12. C　13. B　14. E　15. D

【A3/A4 型题】

16. A　17. C　18. B　19. A　20. E

【B1 型题】

21. D　22. A　23. A　24. D　25. B

三、简答题

1. 简述慢性龈炎的临床表现。

答：慢性龈炎病损部位一般局限于游离龈和龈乳头，具有以下临床表现：①症状：刷牙或咬硬物时牙龈出血，有些可伴口腔异味。②牙龈色泽：游离龈和龈乳头颜色变为鲜红或暗红色，病变较重时，炎性充血可波及附着龈。③牙龈外形：龈缘变厚，龈乳头圆钝肥大，可增生呈球状，覆盖牙面；附着龈点彩消失，表面光亮。④牙龈质地：牙龈松软脆弱，缺乏弹性。当牙龈以增生性反应为主时，龈缘和龈乳头质地较硬而有弹性。⑤探诊出血:轻探龈沟,可引起出血。⑥龈沟液量:龈沟液量增多,还可能出现龈沟溢脓现象。⑦龈沟深度:龈沟可深达 3 mm 以上,但无附着丧失和牙槽骨吸收。

2. 慢性龈炎和慢性牙周炎的鉴别要点有哪些?

答:慢性龈炎和慢性牙周炎的鉴别要点主要包括:①慢性龈炎无牙周附着丧失,而慢性牙周炎具有附着丧失。②慢性龈炎时龈沟深度可超过 2 mm,但结合上皮附着的位置仍位于釉-牙骨质界处,而慢性牙周炎可形成真性牙周袋,袋底位于釉-牙骨质界的根方。③慢性龈炎无牙槽骨吸收,X 线片显示牙槽骨高度正常,而慢性牙周炎具有牙槽骨吸收,X 线片可见牙槽嵴顶高度降低,硬板消失。④慢性龈炎通过治疗可完全恢复,而慢性牙周炎病程不可逆。

3. 临床上如何判断慢性牙周炎的严重程度?

答:临床上可根据牙周袋深度、结缔组织附着丧失和牙槽骨吸收程度来确定牙周炎破坏的严重程度,包括:①轻度:牙龈有炎症和探诊出血,探诊深度 ≤ 4 mm,附着丧失 1 ~ 2 mm;X 线片显示牙槽骨吸收不超过根长的 1/3。②中度:牙龈有炎症和探诊出血,也可有脓,探诊深度 ≤ 6 mm,附着丧失 3 ~ 4 mm;X 线片显示牙槽骨水平型或角型吸收超过根长的 1/3,但不超过根长的 1/2;牙可能轻度松动,多根牙的根分叉区可能有轻度病变。③重度:牙龈炎症较明显或发生牙周脓肿,探诊深度 > 6 mm,附着丧失 ≥ 5 mm;X 线片显示牙槽骨吸收超过根长 1/2;牙松动,后牙存在Ⅱ度或Ⅲ度根分叉病变。

4. 局限型侵袭性牙周炎具有哪些临床特征?

答:局限型侵袭性牙周炎的临床特征包括:①发病可始于青春期前后,女性多于男性。②早期患者的菌斑、牙石量很少,牙龈炎症轻微,但有深牙周袋,牙周组织破坏程度与局部刺激物的量不成比例。③病变局限于第一恒磨牙和上、下切牙,多为左右对称;X 线片可见第一磨牙的近远中均有垂直型骨吸收,形成典型的"弧形吸收",切牙区多为水平型骨吸收。④牙周破坏速度比慢性牙周炎快 3 ~ 4 倍,在 4 ~ 5 年内牙周附着破坏可达 50% ~ 70%。⑤早期出现切牙和第一恒磨牙松动,自觉咀嚼无力。⑥切牙呈扇形散开排列,后牙可出现食物嵌塞。⑦家族中常有多人患病,患者的同胞有 50% 的患病机会。

5. 简述慢性牙周炎的治疗内容。

答:慢性牙周炎需要系统的综合治疗,内容包括:①清除菌斑,控制感染:通过洁治术和龈下刮治术彻底清除牙石,根面平整术刮除暴露在牙周袋内含有大量内毒素的病变牙骨质,有利于形成新附着。认真细致地进行口腔卫生教育,尽量使有菌斑的牙面降低到占全部牙面的 15% ~ 20% 以下。②牙周基础治疗后 6 ~ 8 周复查疗效,若经完善的基础治疗仍残留 ≥ 5 mm 的牙周袋,且探诊仍有出血,或有些部位的牙石难以彻底清除,可考虑牙周翻瓣手术。③通过松动牙的结扎固定、调𬌗等建立平衡的关系,使患牙消除咬合创伤而变得稳固,改善咀嚼功能。缺失牙需要修复者,可利用固定或可摘修复体的附加装置,固定松动牙;还可以通过正畸治疗,矫正错𬌗或病理移位的患牙。④尽早拔除无保留价值的患牙。⑤对患有某些系统疾病如糖尿病、消化道疾病、贫血等的慢性牙周炎患者,应积极治疗并控制全身疾病,以利于牙周组织愈合。吸烟者对牙周治疗的反应较差,应劝患者戒烟。⑥牙周支持治疗,定期复查和维护期支持治疗是牙周炎疗效能长期保持的关键之一。坚持菌斑控制,定期复查监测,必要时行后续治疗,防止复发。

（程 斌 洪 筠）

第六章
口腔黏膜常见疾病

【学习目标】

1. 掌握 复发性阿弗他溃疡的临床表现与治疗;口腔单纯性疱疹的临床表现与治疗;性传播疾病(艾滋病、梅毒、淋病)的口腔表现。
2. 熟悉 口腔念珠菌病的临床表现与治疗;口腔扁平苔藓的临床表现与治疗。
3. 了解 口腔白斑病、天疱疮。

【内容提要】

口腔黏膜病学是口腔医学的重要组成部分,是研究口腔黏膜病的基础理论与临床诊疗的学科。

口腔黏膜病是指发生在口腔黏膜及口腔软组织的疾病。其病变种类繁多,临床表现也复杂多样。有些全身性疾病在口腔黏膜上有所表现,而有些口腔表征也可为全身性疾病的诊断提供依据或线索。常见的口腔黏膜疾病主要有口腔单纯疱疹、口腔念珠菌病、复发性阿弗他溃疡、口腔扁平苔藓、口腔白斑病等。

性传播疾病(艾滋病、梅毒、淋病等)的口腔表现有其特点,可以为全身性疾病的诊断提供依据或线索。HIV 感染者在发展为 AIDS 之前的很长一段时间内可无明显的全身症状,但大多数感染者可出现各种口腔损害,有些还是早期出现。因此,HIV 感染者可能首先就诊于口腔科。临床医师必须关注患者的口腔黏膜病损表现,争取早发现、早诊断、早治疗,以利于疾病的控制,提高患者的生存质量。

【习题】

一、名词解释
1. RAU
2. Nikolsky 征
3. Wickham 线

4. AIDS

5. 卡波西肉瘤

6. 牙龈线形红斑

7. 硬下疳

8. 哈钦森牙

二、选择题

【A1 型题】

1. 复发性疱疹性口炎复发感染的部位是

    A. 口角区   B. 口唇   C. 颊部

    D. 舌   E. 口底

2. 最常见的口腔念珠菌病是

    A. 急性红斑型念珠菌性口炎   B. 增殖型念珠菌性口炎

    C. 慢性红斑型念珠菌性口炎   D. 急性假膜型念珠菌性口炎

    E. 念珠菌性口角炎

3. 原发性疱疹性口炎最多见于

    A. 4 ~ 6 个月   B. 6 个月 ~ 2 岁   C. 6 岁以下

    D. 20 ~ 50 岁   E. 60 岁以上

4. 幼儿鹅口疮局部治疗通常选用

    A. 2% 四环素溶液   B. 3% 硼酸溶液   C. 1.5% 过氧化氢溶液

    D. 2% 碳酸氢钠溶液   E. 0.05% 甲紫水溶液

5. 预防婴儿口腔念珠菌感染的预防施**不包括**

    A. 分娩时注意会阴产道、接生人员双手及所有接生用具的消毒

    B. 婴儿口腔清洗

    C. 哺乳用具煮沸消毒

    D. 产妇乳头清洗

    E. 预防性使用抗真菌药物

6. 复发性口腔溃疡的病因是

    A. 遗传因素   B. 感染因素   C. 免疫因素

    D. 环境因素   E. 确切病因不清

7. 复发性口腔溃疡各型中最常见的是

    A. 复发性阿弗他口炎   B. 轻型阿弗他溃疡   C. 重型阿弗他溃疡

    D. 疱疹样阿弗他溃疡   E. 创伤性溃疡

8. 天疱疮的特征性损害是

    A. 上皮增厚   B. 上皮萎缩   C. 棘层松解

    D. 上皮角化层内微脓肿   E. 固有层内肉芽肿

9. 扁平苔藓的皮肤病损表现为

    A. 皮肤结节性红斑   B. 暗红色多角形丘疹   C. 皮肤溃疡

    D. 皮肤糜烂   E. 皮肤靶形红斑

10. 梅毒的病原体是

    A. 细菌   B. 病毒   C. 真菌

D. 螺旋体　　　　　　　　E. 寄生虫

11. 对于潜伏期梅毒,最有意义的诊断方法为

　　A. 血清学检查　　　　　B. 梅毒螺旋体检查　　　　C. 脑脊液检查

　　D. 分子生物学检测　　　E. 病理检查

12. 男性淋病的主要临床表现是

　　A. 尿道炎　　　　　　　B. 外生殖器湿疹　　　　　C. 急性肾盂肾炎

　　D. 淋菌性口炎　　　　　E. 淋菌性咽炎

【A2 型题】

13. 女婴,4 月龄。近 5 周口腔黏膜出现白色凝乳状的斑点及斑块,可擦掉。患儿啼哭,哺乳困难。应怀疑为

　　A. 鹅口疮　　　　　　　B. 复发性口腔溃疡　　　　C. 疱疹性龈口炎

　　D. 球菌性口炎　　　　　E. 克罗恩病

14. 女,3 岁。1 周前发热,3 日后口腔黏膜破溃、疼痛、影响进食。口腔破溃后,体温逐渐恢复正常。曾用青霉素等抗生素,未见好转。查体:舌背、舌尖、上颌牙龈、唇黏膜有多数密集小圆形溃疡、周围有充血。应诊断为

　　A. 口炎型口疮　　　　　B. 单纯疱疹性口炎　　　　C. 手足口病

　　D. 疱疹性咽峡炎　　　　E. 多形性红斑

15. 女,30 岁。主诉下唇中份黏膜疼痛 2 日,进食刺激性食物疼痛加剧。查体:31 对应唇黏膜见一直径 1 mm 溃疡,上覆黄色假膜,周有红晕,触痛明显。自诉有相似病史约 3 年,每年发作 4 ~ 6 次。溃疡可自行愈合。最可能的诊断是

　　A. 盘状红斑狼疮　　　　B. 疱疮样口炎　　　　　　C. 轻型阿弗他溃疡

　　D. 重型阿弗他溃疡　　　E. 多形性红斑

16. 男,7 岁。左侧颊部溃疡 10 余日,时有疼痛,无类似病史。查体:溃疡直径约 1.2cm,基底硬结,边缘清晰,表面覆盖灰黄色假膜,36 萌出,牙尖较为锐利。最可能的诊断是

　　A. 疱疹样阿弗他溃疡　　B. 轻型阿弗他溃疡　　　　C. 创伤性溃疡

　　D. 重型阿弗他溃疡　　　E. 沟纹舌

17. 男,50 岁。口腔起疱,溃烂 3 个月伴全身皮肤出现水疱半月余。查体:口腔黏膜、口唇及口周皮肤可见残留的疱壁、广泛红湿的糜烂面,局部形成脓血痂;发际、颈部、胸部、腹部、双腋下、双大腿内侧见大小不一、形状不规则的水疱;肛周可见散在小丘疱疹,皮肤烂,有脓性分泌物,尼氏征阳性。最可能的诊断是

　　A. 大疱性表皮松解症　　B. 多形性红斑　　　　　　C. 寻常型天疱疮

　　D. 大疱性类天疱疮　　　E. 大疱型扁平苔藓

18. 男,50 岁。近来感觉口腔黏膜粗糙,涩感。偶然发现舌右侧黏膜有 1 cm 大小白色斑块状改变,白斑表面有小颗粒。稍微隆起高出黏膜面。查体:非均质性白色斑块,基底稍硬,黏膜无破溃。最可能的诊断是

　　A. 白塞病　　　　　　　B. 白斑　　　　　　　　　C. 扁平苔藓

　　D. 游走性舌炎　　　　　E. 沟纹舌

【A3/A4 型题】

(19 ~ 21 题共用题干)

女,59 岁。3 个月前因牙列缺失全口义齿修复,2 个月前义齿压痛行软衬处理后缓解,1 个月

前口腔黏膜疼痛就诊。查体:义齿基托下口腔黏膜组织充血发红,散在白色假膜。

19. 最可能的诊断是

    A. 义齿性口炎　　　　　B. 创伤性口腔溃疡　　　　　C. 复发性口腔溃疡

    D. 抗生素口炎　　　　　E. 疱疹性口炎

20. 进一步需要做的检查是

    A. 微生物培养　　　　　B. 活组织检查　　　　　C. X 片检查

    D. 过敏原测试　　　　　E. 皮肤针刺试验

21. 可选用的治疗不包括

    A. 2% ~ 4%碳酸氢钠溶液含漱　　　　　B. 制霉菌素局部使用

    C. 义齿清洗　　　　　D. 0.2%氯己定含漱

    E. 口服阿昔洛韦片

(22 ~ 24 题共用题干)

女,23岁。口腔多处溃疡10余年,复发1周,疼痛影响进食。查体:双颊、舌及口底黏膜可见粟米样溃疡10余个,散在分布,周围黏膜充血明显,患者以往多次类似发作史。

22. 最可能的诊断是

    A. 疱疹性咽峡炎　　　　　B. 疱疹性龈口炎　　　　　C. 白塞病

    D. 带状疱疹　　　　　E. 疱疹样阿弗他溃疡

23. 该病的病因是

    A. 免疫因素　　　　　B. 遗传因素　　　　　C. 感染因素

    D. 环境因素　　　　　E. 确切原因不明

24. 对于该病的诊断,一般不需要

    A. 询问病史　　　　　B. 检查临床体征　　　　　C. 询问复发性规律

    D. 询问相关系统疾病　　　　　E. 活检

【B1 型题】

(25 ~ 30 题共用备选答案)

    A. 急性假膜型念珠菌病　　　　　B. 急性萎缩型念珠菌病

    C. 慢性肥厚型念珠菌病　　　　　D. 慢性萎缩型念珠菌病

    E. 念珠菌性口角炎　　　　　F. 慢性黏膜皮肤念珠菌病

25. 在新生儿和免疫力低下的老年人容易罹患的口腔念珠菌病类型主要是

26. 长期佩戴全口义齿的患者容易罹患的口腔念珠菌病类型主要是

27. 大量使用广谱抗生素的情况下容易发生的是

28. 与家族遗传等因素有关的是

29. 容易发生在有夜涎、体弱患者的口腔念珠菌病类型是

30. 可能发生恶变需要活检的是

三、简答题

1. 简述原发性疱疹性口炎的临床表现。

2. 简述口腔念珠菌病的分型。

3. 简述口腔溃疡的治疗目的和治疗方法。

4. 简述口腔白斑病的分型。

5. 简述口腔扁平苔藓的临床表现。

6. 简述艾滋病的传播途径。

7. 简述 HIV 感染的口腔表现。

8. 简述获得性梅毒(后天梅毒)的临床表现。

【参考答案】

一、名词解释

1. RAU:复发性阿弗他口炎、复发性口腔溃疡。是最常见的口腔黏膜溃疡类病,溃疡灼痛明显,故病名被冠以希腊文"阿弗他"(灼痛)。病损表现为孤立、圆形或椭圆形浅表性溃疡,具有周期性、复发性及自限性特点。

2. Nikolsky 征:用手指侧向推压外观正常的皮肤或黏膜,即可迅速形成水疱;推赶水疱能使其在皮肤上移动;在口腔内,用舌舔及黏膜,可使外观正常的黏膜表层脱落或撕去,这些现象称为 Nikolsky 征。

3. Wickham 线:扁平苔藓典型的皮损为扁平、豆大多角形丘疹,有的小丘疹可见点或浅的网状白色条纹,即为 Wickham 线。

4. AIDS:艾滋病,获得性免疫缺陷综合征的简称,是由人类免疫缺陷病毒感染引起的以 $CD4^+T$ 淋巴细胞为特征的进行性免疫功能极度缺陷,并继发各种机会性感染、恶性肿瘤和中枢神经系统病变。

5. 卡波西肉瘤:是一种罕见的恶性肿瘤,是 HIV 感染中最常见的口腔恶性肿瘤,发生率仅次于白色念珠菌病和毛状白斑。

6. 牙龈线形红斑:又称 HIV 相关龈炎,表现为游离龈界限清楚的火红色的充血带,宽约 2 ~ 3 mm。无牙周袋及牙周附着丧失。

7. 硬下疳:一期梅毒主要表现为硬下疳和淋巴结肿大,一般无全身症状。硬下疳是梅毒螺旋体在侵入部位引起的无痛性炎症反应。

8. 哈钦森牙:是晚期先天梅毒标志性损害,这种切牙的切缘比牙颈部狭窄,切缘中央有半月形缺陷,切牙之间有较大空隙。

二、选择题

【A1 型题】

1. B　　2. D　　3. B　　4. D　　5. E　　6. E　　7. B　　8. C　　9. B　　10. D

11. A　　12. A

【A2 型题】

13. A　　14. B　　15. C　　16. C　　17. C　　18. B

【A3/A4 型题】

19. A　　20. A　　21. E　　22. E　　23. E　　24. E

【B1 型题】

25. A　　26. D　　27. B　　28. F　　29. E　　30. C

三、简答题

1. 简述原发性疱疹性口炎的临床表现。

答:发病有以下 4 个时期。

（1）前驱期：原发性单纯疱疹病毒感染，发病前常有接触疱疹病损患者的历史。潜伏期为 4 ~ 7 日，以后出现发热、头痛、疲乏不适、全身肌肉疼痛，甚至咽喉肿痛等急性症状，下颌下和颈上淋巴结肿大、触痛。患儿流涎、拒食、烦躁不安。经过 1 ~ 2 日后，口腔黏膜广泛充血、水肿，附着龈和龈缘也常出现急性症状。

（2）水疱期：口腔黏膜任何部位均可发生成簇小水疱，似针头大小，特别是邻近乳磨牙（成人是前磨牙）的腭和龈缘处更明显。水疱疱壁薄、透明，不久溃破，形成浅表溃疡。

（3）糜烂期：尽管水疱较小，但汇集成簇，溃破后可引起大面积糜烂，并造成继发感染，上覆黄色假膜。除口腔内的损害外，唇和口周皮肤也有类似病损，疱破溃后形成痂壳。

（4）愈合期：糜烂面逐渐缩小，愈合，整个病程约需 7 ~ 10 日。

2. 简述口腔念珠菌病的分型。

答：分为 4 型。

（1）急性假膜型念珠菌性口炎：新生儿最多见，发生率为 4%，故又称新生儿鹅口疮或雪口病。多在出生后 2 ~ 8 日内发生，好发部位为颊、舌、软腭及唇，损害区黏膜充血，有散在的色白如雪的柔软小斑点，如针头大小；不久即相互融合为白色或蓝白色丝绒状斑片，并可继续扩大蔓延。

（2）急性红斑型念珠菌性口炎：可原发或继发于假膜型，又称抗生素口炎、抗生素舌炎。多见于长期应用抗生素、激素后及 HIV 感染者，且大多数患者原有消耗性疾病，如白血病、营养不良、内分泌紊乱、肿瘤化疗后等。

（3）慢性红斑型（萎缩型）念珠菌病：又称为义齿性口炎，义齿上附着的真菌是主要致病原因。损害部位常在上颌义齿腭侧面接触之腭、龈黏膜，多见于女性。黏膜呈亮红色水肿，或有黄白色的条索状或斑点状假膜。

（4）慢性增殖性念珠菌病：又称慢性肥厚型念珠菌性口炎、念珠菌性白斑。多见于颊黏膜、舌背及腭部。本型的颊黏膜病损常对称地位于口角内侧三角区，呈结节状或颗粒状增生，或为固着紧密的白色角质斑块，类似一般黏膜白斑。腭部损害可由义齿性口炎发展而来，黏膜呈乳头状增生。

3. 简述口腔溃疡的治疗目的和治疗方法。

答：RAU 的治疗以对症治疗为主，并将减轻疼痛、促进溃疡愈合、延长复发间歇期作为治疗的目的。

（1）局部治疗：目的是消炎、止痛、防止继发感染，促进愈合。

1）消炎类药物；2）止痛类药物；3）局部封闭；4）物理治疗。

（2）全身治疗：目的是对因治疗、减少复发、争取缓解。

1）糖皮质激素及其他免疫抑制剂；2）免疫增强剂；3）中医药；4）其他。

4. 简述口腔白斑病的分型。

答：口腔白斑病分为均质型与非均质型两大类：前者如斑块状、皱纸状，而颗粒状、疣状及溃疡状等属于后者。

（1）斑块状：口腔黏膜上出现白色或灰白色均质型斑块，斑块表面可有皲裂，平或稍高出黏膜表面，边界清楚，触之柔软，不粗糙或略粗糙，周围黏膜多正常。患者多无症状或有粗糙感。

（2）皱纹纸状：多发生于口底及舌腹。病损呈灰白色或白垩色，边界清楚，表面粗糙，触之柔软，周围黏膜正常。患者除有粗糙不适感外，亦可有刺激痛等症状。

（3）颗粒状：亦称颗粒 - 结节状白斑，颊黏膜口角区多见。白色损害呈颗粒状突起，致黏膜表面不平整，病损间杂黏膜充血，似有小片状或点状糜烂，患者可有刺激痛。本型白斑多数可查到白色念珠菌感染。

（4）疣状：损害呈灰白色，表面粗糙呈刺状或绒毛状突起，明显高出黏膜，质稍硬。疣状损害多发生于牙槽嵴、口底、唇、腭等部位。

（5）溃疡状：在增厚的白色斑块上有糜烂或溃疡，可有或无局部刺激因素。患者感疼痛，可有反复发作史。

5. 简述口腔扁平苔藓的临床表现。

答：（1）口腔黏膜病损：OLP 的病损特征为小丘疹连成的线状白色、灰白色细条纹，类似皮肤损害的威肯姆线（Wickham 线），白色花纹可组成网状、树枝状、环状或半环状等多种形状，也可表现为白色斑块状。黏膜上多同时表现多样病损，相互交错和转变。病损区黏膜可为正常，或发生充血、糜烂、溃疡、萎缩和水疱等。OLP 病损在口腔黏膜消退后，黏膜上可留有色素沉着。

病损大多左右对称，可发生在口腔黏膜的任何部位，包括舌、牙龈、前庭、唇、腭、口底等部位，以颊部最为多见（87.5%）。患者多无自觉症状，常偶然发现。OLP 患者自觉黏膜粗糙、木涩感、烧灼感、口干，偶有虫爬、痒感。

（2）皮肤病损：病损多左右对称，主要分布于四肢伸侧，患者感瘙痒。典型的皮损为紫红或暗红色有蜡样光泽的多角形扁平丘疹，粟粒至黄豆大小，融合成苔藓样。有的小丘疹可见点或浅的网状白色条纹，即为 Wickham 线。

（3）指（趾）甲病损：常呈对称性，甲体变薄而无光泽，甲体表面可以表现为细鳞纵沟、点隙、切削面，严重者形成纵裂。甲部损害一般无自觉症状，继发感染时可引起疼痛，甚至溃疡、坏死、脱落。

6. 简述艾滋病的传播途径。

答：血液传播、母婴传播和性传播。

7. 简述 HIV 感染的口腔表现。

答：（1）口腔念珠菌病；（2）毛状白斑；（3）卡波西肉瘤；（4）口腔疱疹；（5）HIV 相关牙周病：1）牙龈线形红斑；2）HIV 相关牙周炎；3）急性坏死性溃疡性龈炎；4）坏死性牙周炎；（6）坏死性口炎；（7）复发性阿弗他溃疡；（8）非霍奇金淋巴瘤；（9）唾液腺疾病；（10）乳头状瘤、局灶性上皮增生；（11）儿童 HIV 患者的口腔表现。

8. 简述获得性梅毒（后天梅毒）的临床表现。

答：获得性梅毒（后天梅毒）的临床表现是：

（1）一期梅毒，主要表现为硬下疳和淋巴结肿大。1）唇硬下疳；2）舌硬下疳。

（2）二期梅毒，一期梅毒未经治疗或治疗不彻底，梅毒螺旋体由淋巴系统进入血液循环形成菌血症，播散全身，引起皮肤、黏膜、骨骼、眼、内脏、心血管及神经损害，称为二期梅毒。常发生于硬下疳消退后 3 ~ 4 周。主要口腔表现有以下方面：1）梅毒性黏膜炎；2）梅毒黏膜斑。

（3）三期梅毒，也称为晚期梅毒。皮肤损害主要是结节性梅毒疹和树胶肿，包括树胶肿、梅毒性舌炎、白斑。

（牛卫东）

第七章
口腔临床麻醉

【学习目标】

1. 掌握　口腔局部麻醉方法的适应证、操作要点、麻醉范围及并发症的防治;口腔颌面外科全身麻醉的特点及不良反应的处理。
2. 熟悉　常用口腔局部麻醉药物的特点。
3. 了解　口腔颌面外科全身麻醉前准备工作及实施麻醉的主要步骤。

【内容提要】

第一节　局部麻醉

局部麻醉简称局麻,是指用药物暂时阻断机体某一区域的感觉神经传导,使该区域的痛觉消失,从而达到在无痛的情况下进行治疗的目的。口腔局部麻醉常用于牙髓病及牙周病的治疗、口腔颌面部门诊手术、固定义齿修复的牙体预备及某些疼痛性疾病的诊断与治疗等。

一、常用局部麻醉药物

按化学结构可分为酰胺类和酯类。不同的局麻药,其麻醉效果、起效速度、维持时间、安全剂量等各不相同(表 7-1)。

表 7-1　口腔临床常用局部麻醉药物的特点

药名	普鲁卡因	利多卡因	丁哌卡因	阿替卡因
类型	酯类	酰胺类	酰胺类	酰胺类
效能强度*	1	2	8	1.9
毒性强度*	1	2	4	1 ~ 1.5
起效时间(min)	6 ~ 10	2 ~ 3	6 ~ 10	2
牙髓麻醉时间(min)#	60 ~ 90	60	90 ~ 180	45

续表

药名	普鲁卡因	利多卡因	丁哌卡因	阿替卡因
软组织麻醉时间(min)#	180 ~ 480	180 ~ 300	240 ~ 540	120 ~ 300
一次最大剂量(mg/kg)	6.0	4.4	1.3	7
特点	偶有过敏反应	临床应用最多	持续时间长	4 岁以下儿童不宜使用

*以普鲁卡因等于 1 作为标准;# 局麻药含 1∶100 000 肾上腺素

二、口腔局部麻醉方法

口腔局部麻醉常用的方法有表面麻醉、浸润麻醉和阻滞麻醉。

(一)表面麻醉

将麻醉剂涂布或喷射于手术区表面,药物被吸收而使末梢神经麻痹,以达到痛觉消失的效果。

(二)浸润麻醉

将局麻药注射于组织内,作用于该区域的神经末梢,使之失去传导痛觉的能力而产生麻醉效果。常用方法有:皮丘注射法、骨膜上浸润法、牙周膜注射法、计算机控制局部麻醉。

(三)阻滞麻醉

将局麻药注射到神经干或主要分支周围,以阻断神经末梢传入的刺激,使该神经分布区域产生麻醉效果。常用的方法包括:

1. 上颌神经阻滞麻醉
2. 上牙槽后神经阻滞麻醉
3. 眶下神经阻滞麻醉
4. 腭前神经阻滞麻醉
5. 鼻腭神经阻滞麻醉
6. 下颌神经阻滞麻醉
7. 下牙槽神经阻滞麻醉
8. 舌神经阻滞麻醉
9. 颊神经阻滞麻醉

三、口腔局部麻醉的并发症与防治

口腔局部麻醉的并发症包括全身和局部并发症。全身并发症有晕厥、过敏反应、中毒等,局部并发症有注射区疼痛和水肿、血肿、感染、注射针折断、暂时性面瘫、暂时性牙关紧闭、暂时性复视或失明等。

第二节　全身麻醉

全身麻醉简称全麻,是指麻醉药物进入人体后,产生可逆性全身痛觉和意识丧失,同时伴有反射抑制和一定程度肌肉松弛的一种状态。主要适用于口腔颌面部中、大型及时间较长的手术、局麻效果差的手术以及术中不能合作的患者或儿童的手术。

一、口腔颌面部手术全麻的特点

（一）麻醉与手术相互干扰
（二）维持呼吸道通畅较为困难
（三）手术时间长、创伤大、失血多
（四）小儿及老年患者比例高
（五）麻醉恢复期呼吸道并发症多

二、全身麻醉的实施

口腔颌面部手术常用的全麻方法可分为吸入麻醉、静脉麻醉、基础麻醉、静脉吸入复合麻醉和全屏静脉复合麻醉等。实施全麻的主要步骤如下：
（一）麻醉前准备
（二）全麻诱导
（三）气管内插管
（四）麻醉维持
（五）麻醉苏醒与气管拔管

三、口腔颌面部手术全麻后处理

（一）气道的管理
（二）不良反应的处理
全麻后可能发生各种不良反应，常见的有：呕吐与误吸、苏醒延迟、体温异常等。
（三）重症监护

【习题】

一、名词解释

1. 局部麻醉
2. 浸润麻醉
3. 阻滞麻醉
4. 全身麻醉
5. 晕厥

二、选择题

【A1 型题】

1. 以下局麻药因毒性大而**不适用**于浸润麻醉的是
　　A. 利多卡因　　　　B. 普鲁卡因　　　　C. 阿替卡因
　　D. 丁哌卡因　　　　E. 丁卡因

2. 适用于有出血倾向患者的麻醉方法是
　　A. 阻滞麻醉　　　　B. 牙周膜注射法　　　C. 皮丘注射法
　　D. 骨膜上浸润法　　E. 计算机控制局部麻醉

3. 实施下牙槽神经阻滞麻醉时，进针点在

　　A. 磨牙后三角区　　　　　　　　　　　B. 腮腺导管口向下向后 3 ～ 4 mm
　　C. 下颌第一前磨牙颊侧龈缘下 3 ～ 4 mm　D. 翼下颌韧带中点内侧 3 ～ 4 mm
　　E. 翼下颌韧带中点外侧 3 ～ 4 mm

4. 属于酯类局麻药的是
　　A. 利多卡因　　　　　　B. 阿替卡因　　　　　　　C. 普鲁卡因
　　D. 丁哌卡因　　　　　　E. 丁卡因

5. 上牙槽后神经阻滞麻醉进针点为
　　A. 上颌第一磨牙远中颊侧的口腔前庭沟　　B. 上颌第二磨牙远中颊侧的口腔前庭沟
　　C. 上颌第三磨牙远中颊侧的口腔前庭沟　　D. 上颌第二磨牙近中颊侧的口腔前庭沟
　　E. 上颌第一磨牙近中颊侧的口腔前庭沟

6. 下牙槽神经阻滞麻醉成功的标志为
　　A. 同侧下唇麻木　　　　B. 同侧口底黏膜麻木　　　C. 同侧舌前 2/3 麻木
　　D. 同侧颊侧牙龈麻木　　E. 同侧舌侧牙龈麻木

7. 口腔局部麻醉最常见的全身并发症为
　　A. 晕厥　　　　　　　　B. 过敏反应　　　　　　　C. 中毒
　　D. 暂时性面瘫　　　　　E. 注射区域感染

8. 最容易发生血肿的口腔局部麻醉是
　　A. 下牙槽神经阻滞麻醉　B. 骨膜上浸润麻醉　　　　C. 上牙槽后神经阻滞麻醉
　　D. 眶下神经阻滞麻醉　　E. 牙周膜注射法

9. 不属于口腔颌面部手术全麻特点的是
　　A. 麻醉与手术相互干扰　　　　　　　　B. 维持呼吸道通畅较为困难
　　C. 手术时间短、创伤小、失血少　　　　D. 小儿及老年患者比例高
　　E. 麻醉恢复期呼吸道并发症多

10. 眶下神经麻醉的进针点和进针方向为
　　A. 眶下缘中点下方 0.5 ～ 1.0 cm,上、后、内
　　B. 眶下缘中点下方 0.5 ～ 1.0 cm,上、后、外
　　C. 眶下缘中内 1/3 交界处下方 0.5 ～ 1.0 cm,上、后、内
　　D. 眶下缘中外 1/3 交界处下方 0.5 ～ 1.0 cm,上、后、外
　　E. 眶下缘中内 1/3 交界处下方 0.5 ～ 1.0 cm,上、后、外

【A2 型题】

11. 男,24 岁。因下颌智牙埋伏阻生要求拔牙,最适合的麻醉方法是
　　A. 下牙槽神经阻滞麻醉
　　B. 颊神经阻滞麻醉
　　C. 舌神经阻滞麻醉
　　D. 浸润麻醉
　　E. 下牙槽神经、颊神经及舌神经阻滞麻醉

12. 男,45 岁。发现左舌尖外生型肿物 2 个月,拟在舌神经阻滞麻醉下行切取活检术,麻醉后将出现
　　A. 舌体不能上抬　　　　　　　　　　　B. 舌活动不对称
　　C. 左侧舌前 1/3 感觉及味觉消失　　　　D. 左侧舌前 2/3 感觉及味觉消失

E. 全舌感觉及味觉消失

13. 男,40 岁。因牙周病拟拔除上颌第一磨牙,需要麻醉的神经有

A. 眶下神经、腭前神经
B. 上牙槽后神经、鼻腭神经
C. 上牙槽后神经、腭前神经
D. 上牙槽中神经、上牙槽后神经及腭前神经
E. 上牙槽中神经、上牙槽后神经及鼻腭神经

14. 女,25 岁。左侧下牙槽神经阻滞麻醉后不久出现牙关紧闭,最可能的原因是

A. 局麻药中毒
B. 翼下颌间隙感染
C. 患者过度紧张
D. 局麻药注入腮腺后麻醉面神经
E. 局麻药注入翼内肌

15. 女,68 岁。拟拔除左下第一磨牙残冠。既往有心律失常病史,但近 2 年病情平稳,少有发作。麻醉药宜选用

A. 2% 普鲁卡因
B. 2% 含肾上腺素普鲁卡因
C. 2% 利多卡因
D. 2% 含肾上腺素利多卡因
E. 丁卡因

【A3/A4 型题】

(16 ~ 20 题共用题干)

女,45 岁,拟行左侧上牙槽后神经及腭前神经阻滞麻醉。

16. 腭前神经阻滞麻醉常以腭大孔作为进针标志,腭大孔位于

A. 上颌第二磨牙腭侧龈缘至腭中线弓形凹面连线的中内 1/3 交界处
B. 上颌第二磨牙腭侧龈缘至腭中线弓形凹面连线的中外 1/3 交界处
C. 上颌第三磨牙腭侧龈缘至腭中线弓形凹面连线的中内 1/3 交界处
D. 上颌第三磨牙腭侧龈缘至腭中线弓形凹面连线的中外 1/3 交界处
E. 上颌第二磨牙腭侧龈缘至腭中线弓形凹面连线的中点

17. 患者在注射麻药后,左颊部随即出现肿胀,最可能的原因是

A. 血肿
B. 水肿
C. 过敏
D. 感染
E. 肌肉痉挛

18. 注射局麻药过程中,患者出现头晕、胸闷、面色苍白、全身冷汗、四肢厥冷无力,恶心,最可能的并发症为

A. 晕厥
B. 过敏反应
C. 中毒
D. 神经损伤
E. 颈交感神经综合征

19. 发生上述第 3 项并发症时,下列处理措施中**错误**的是

A. 立即停止注射局麻药
B. 置患者于头高脚低位,松解衣领,保持呼吸通畅
C. 芳香氨酒精或氨水刺激呼吸
D. 吸氧和静脉注射高渗葡萄糖
E. 刺激人中穴

20. 如果患者需要拔除左上第一磨牙残根,完成上述麻醉分离颊侧牙龈时,患者仍有疼痛,可能的原因是

A. 患者过度紧张
B. 患者过于敏感
C. 解剖变异
D. 没有麻醉左上牙槽中神经

　　E. 分离牙龈时用力过大

【B1 型题】

(21 ~ 23 题共用备选答案)

　　A. 普鲁卡因　　　　　B. 利多卡因　　　　　C. 可卡因

　　D. 丁卡因　　　　　　E 丁哌卡因

21. 口腔临床上常用的阻滞麻醉药是

22. 口腔临床上常用的表面麻醉药是

23. 心律失常患者首选的局麻药是

(24 ~ 25 题共用备选答案)

　　A. 烦躁不安、多话、恶心、多汗及血压升高,严重者出现全身抽搐、发绀

　　B. 面色苍白、全身冷汗、四肢无力、脉搏快而弱

　　C. 烦躁不安、胸闷、寒战、恶心、呕吐,严重者出现惊厥、神志不清

　　D. 黏膜下或皮下出现紫斑

　　E. 注射区域红、肿、热、痛

24. 局麻药中毒表现为

25. 局麻药过敏表现为

三、简答题

1. 口腔临床常用的局麻药有哪些? 各有什么优缺点?

2. 简述口腔临床常用的局部麻醉方法及其适应证。

3. 如何进行下牙槽神经阻滞麻醉? 其麻醉范围包括哪些?

4. 简述晕厥的临床表现及防治原则。

5. 口腔颌面部手术全身麻醉有哪些特点?

【参考答案】

一、名词解释

1. 局部麻醉:用药物暂时阻断机体某一区域的感觉神经传导,使该区域的痛觉消失,从而达到在无痛的情况下进行治疗的目的。

2. 浸润麻醉:将局麻药注射于组织内,作用于该区域的神经末梢,使之失去传导痛觉的能力而产生麻醉效果。

3. 阻滞麻醉:将局麻药注射到神经干或主要分支周围,以阻断神经末梢传入刺激,使该神经分布区域产生麻醉效果。

4. 全身麻醉:麻醉药物进入人体后,产生可逆性全身痛觉和意识丧失,同时伴有反射抑制和一定程度肌肉松弛的一种状态。

5. 晕厥:由于一时性中枢缺血导致的突发性、暂时性意识丧失,可由患者精神紧张、恐惧、疲劳、饥饿、体质差以及疼痛等因素诱发。

二、选择题

【A1 型题】

1. E　　2. B　　3. E　　4. C　　5. B　　6. A　　7. A　　8. C　　9. C　　10. B

【A2 型题】

11. E 12. D 13. D 14. E 15. C

【A3/A4 型题】

16. C 17. A 18. A 19. B 20. D

【B1 型题】

21. B 22. D 23. B 24. A 25. C

三、简答题

1. 口腔临床常用的局麻药有哪些？各有什么优缺点？

答：口腔临床常用的局麻药有利多卡因、丁哌卡因、阿替卡因、普鲁卡因和丁卡因。①利多卡因作用较强，起效快，弥散广，穿透性强，对组织无刺激，无明显扩张血管作用，临床应用最为广泛。由于其具有迅速而安全的抗室性心律失常作用，因而亦是心律失常患者的首选局麻药。②布比卡因作用强，维持时间长，特别适合于耗时较久的手术，术后镇痛时间也较长。③阿替卡因起效快，对组织渗透性强，麻醉效能高，毒副作用小，适用于成人及 4 岁以上儿童。④普鲁卡因麻醉效果较好，因偶尔会出现严重过敏反应，目前已少用。⑤丁卡因作用迅速，穿透力强，毒性较大，主要用于表面麻醉。

2. 简述口腔临床常用的局部麻醉方法及其适应证。

答：口腔临床常用的局部麻醉方法有表面麻醉、浸润麻醉和阻滞麻醉。①表面麻醉是将麻醉剂涂布或喷射于手术区表面，药物被吸收而使末梢神经麻痹，以达到痛觉消失的效果。主要适用于表浅的黏膜下脓肿切开引流，松动的乳牙或恒牙拔除，舌根、软腭或咽部检查，以及气管内插管前的黏膜表面麻醉。②浸润麻醉是将局麻药注射于组织内，作用于该区域的神经末梢，使之失去传导痛觉的能力而产生麻醉效果。主要适用于口腔颌面部软组织手术以及牙、牙槽突手术。③阻滞麻醉是将局麻药注射到神经干或主要分支周围，以阻断神经末梢传入刺激，使该神经分布区域产生麻醉效果。该方法使用药物剂量少，麻醉区域广，麻醉效果完全，麻醉作用深，维持时间长，并能避免多次注射带来的疼痛。由于可以远离病变部位进行注射，对整形手术和感染患者尤为适用。

3. 如何进行下牙槽神经阻滞麻醉？其麻醉范围包括哪些？

答：下牙槽神经阻滞麻醉的进针标志为翼下颌皱襞中点外侧 0.3 ~ 0.4 cm 或颊脂垫尖。注射时，患者取坐位，大张口，下颌牙平面与地平面平行。注射器位于对侧下颌前磨牙区，注射针与中线成 45°，向后外方刺入进针点，深达 2 ~ 2.5 cm，针尖可触及下牙槽神经后缘的骨面，即下颌神经沟处。回抽无血后注射麻药 2 ~ 3 ml。麻醉范围包括同侧下颌骨、下颌牙、牙周膜、前磨牙至中切牙的唇颊侧牙龈、黏骨膜和下唇。

4. 简述晕厥的临床表现及防治原则。

答：晕厥是由于一时性中枢缺血导致的突发性、暂时性意识丧失，可由患者精神紧张、恐惧、疲劳、饥饿、体质差以及疼痛等因素诱发。发作的前驱症状是患者感到头晕、胸闷、恶心等。临床检查可见面色苍白、全身冷汗、四肢无力、脉搏快而弱，进一步发展可出现心率减慢、血压下降、呼吸困难以及短暂的意识丧失。

防治：做好术前准备及患者的思想工作，消除其紧张情绪。如患者身体虚弱、饥饿、疲劳或局部疼痛明显应暂缓手术，并给予相应治疗。一旦发现患者有晕厥发作的前驱症状，应立即停止注射，放平椅位，使患者处于头低位，松解衣领，保持呼吸道通畅。情况严重者可针刺或指压人中，吸氧,静脉补液等。

5. 口腔颌面部手术全身麻醉有哪些特点?

答:口腔颌面部手术全身麻醉的特点包括:①麻醉与手术相互干扰;②维持呼吸道通畅较为困难;③手术时间长、创伤大、失血多;④小儿及老年患者比例高;⑤麻醉恢复期呼吸道并发症多。

(蒋灿华)

第八章

牙 拔 除 术

【学习目标】

1. 掌握 拔牙器械牙钳、牙挺的辨别及其使用和术中防护；拔牙的适应证和禁忌证；拔牙前的术前检查以及辅助检查方法；各类牙、牙根拔除的基本方法和步骤；牙拔除术的常见并发症及防治；干槽症的临床表现及治疗方法。

2. 熟悉 拔牙术中常用的其他器械；拔牙前的准备；拔牙创的处理方法及术后注意事项；不同牙的解剖特点；下颌阻生第三磨牙的临床分类；阻生第三磨牙的解剖特点、阻力分析和拔除方法；拔牙创愈合。

3. 了解 微创拔牙的概念，器械的改进；长期服用抗凝药物治疗的患者不主张停药的原因；乳牙拔除后的注意事项。

【内容提要】

牙拔除术是临床上治疗某些牙病的终末治疗手段，也是治疗口腔颌面部牙源性疾病或某些相关全身疾病的外科措施。

1. 拔牙器械及其使用

(1) 牙钳：钳喙、关节、钳柄；上颌牙钳呈"～"形，而下颌牙钳呈"L"形。

(2) 牙挺：刃、杆、柄。

(3) 动力系统：涡轮机、反角机头、长钻针。

(4) 其他器械。

(5) 拔牙器械的改进。

2. 拔牙适应证

(1) 严重龋病。

(2) 严重牙周病。

(3) 根尖周病。

(4) 多生牙、错位牙、埋伏牙。

(5) 阻生牙。

(6) 牙外伤。

(7) 乳牙滞留。

(8) 治疗需要拔除的牙。

(9) 病灶牙。

(10) 其他。

3. 拔牙禁忌证

(1) 血液系统疾病:贫血、白血病、出血性疾病。

(2) 心血管系统疾病:重症高血压病、近期心绞痛频繁发作、心脏病合并高血压者、心功能Ⅲ~Ⅳ级或有端坐呼吸等。

(3) 糖尿病。

(4) 甲状腺功能亢进。

(5) 肾脏疾病:急性肾病。

(6) 肝脏疾病:急性肝炎。

(7) 月经及妊娠期:妊娠前期1、2、3月份,后期7、8、9月份不能拔牙。

(8) 急性炎症期。

(9) 恶性肿瘤。

(10) 长期抗凝药物治疗。

(11) 长期肾上腺皮质激素治疗。

(12) 神经精神疾患:帕金森病、癫痫等。

4. 拔牙前的准备

(1) 术前准备:口腔全面检查,严格掌控拔牙适应证。

(2) 患者准备:体位。

(3) 手术区准备:无菌操作。

(4) 器械准备:常规器械,特殊器械。

5. 拔牙的基本步骤

(1) 分离牙龈。

(2) 挺松患牙。

(3) 安放牙钳。

(4) 拔除患牙。

(5) 拔牙创处理。

(6) 拔牙后注意事项。

6. 各类牙拔除术

(1) 上颌前牙。

(2) 上颌前磨牙。

(3) 上颌第一、第二磨牙。

(4) 上颌第三磨牙。

(5) 下颌前牙。

(6) 下颌前磨牙。

(7) 下颌第一、第二磨牙。

(8) 下颌第三磨牙。

（9）乳牙。

7. 阻生牙拔除术

（1）应用解剖。

（2）下颌阻生第三磨牙拔除的适应证和禁忌证。

（3）下颌阻生第三磨牙的临床分类。

（4）术前检查。

（5）阻力分析。

（6）拔除方法。

8. 牙根拔除术

（1）根钳拔除法。

（2）根挺拔除法。

（3）翻瓣去骨法。

9. 拔牙创愈合

10. 牙拔除术常见术中并发症及防治

（1）软组织损伤：牙龈组织撕裂。防治：拔牙前认真仔细地分离牙龈，注意掌握好支点，左手防护；如发生软组织撕裂伤，应仔细复位缝合，防止术后出血。

（2）牙根折断：术者应熟悉牙根解剖的基础，正规操作。必要时加拍 X 线片，同时向患者交代清楚。如发现牙根折断，则根据断根的情况，用适当的方法拔除。

（3）牙槽骨损伤：牙槽骨骨折。术者不要过度用力，必要时拍摄 X 线片后，再决定手术方法。如骨板与牙无粘连，而且骨板与黏骨膜相连，可将其复位缝合。

（4）口腔-上颌窦交通：术前仔细观察 X 线片，了解牙根与上颌窦的关系，尽量避免断根。如穿孔小于 0.2 cm，可按拔牙后常规处理，压迫止血，待其自然愈合。同时嘱患者术后避免鼻腔鼓气和用吸管吸饮，以免压力增加，使血凝块脱落。1 个月后复查，一般情况下可痊愈。半年后如穿孔未愈合，可考虑上颌窦瘘孔修补术。如断根被推入上颌窦内，窦底穿孔很大，可令患者改变头位，使其从牙槽窝内掉出；或用生理盐水冲洗，使其流出。进入上颌窦的牙根也可尝试用鼻窦内镜取出，必要时可从上颌窦前壁开窗取出。

11. 牙拔除术后常见并发症

（1）拔牙后出血。

（2）拔牙创感染：①急性感染，与拔牙局部创伤大、拔牙前有局部感染灶、患者有糖尿病等有关。多发生于拔牙后第 2 天，局部或面部疼痛、肿胀以及开口受限。防治：拔牙术中坚持无菌操作，尽量减少手术创伤。②干槽症，拔牙后 2～3 天后出现剧烈疼痛，疼痛向耳颞部、下颌下区或头顶部放射，用一般止痛药物不能缓解，则可能发生干槽症。防治：术中应严格遵守无菌操作，减少手术创伤。一旦发生干槽症，治疗原则是彻底清创以及隔离外界对牙槽窝的刺激，促进肉芽组织生长。③慢性感染，主要由局部因素所致，如牙槽窝内遗留残根、肉芽组织、牙石、碎牙片或碎骨片等异物。防治：牙拔除术后应仔细清理牙槽窝，多根牙拔除时应防止残根遗留。

（3）干槽症：①是拔牙创急性感染的另一种类型，以下颌后牙多见，特别是在阻生下颌第三磨牙拔除术后。②临床表现：拔牙后 2～3 天出现剧烈疼痛，疼痛向耳颞部、下颌下区或头顶部放射，用一般止痛药物不能缓解，牙槽窝内空虚，或有腐败变性的血凝块，呈灰白色。在牙槽窝壁覆盖的坏死物有恶臭，用探针可直接触及骨面并有锐痛。组织病理表现为牙槽窝骨壁的浅层骨炎或轻微的局限型骨髓炎。③治疗方法：在阻滞麻醉下，用 3% 过氧化氢溶液清洗，并用小棉球反复擦拭牙槽窝,去除腐败坏死物质。然后用生理盐水反复冲洗,在牙槽窝内放入碘仿纱条,将牙龈缝合固定一针,8～10天后可取出碘仿纱条。

【习题】

一、名词解释

1. 牙拔除术
2. 晕厥
3. 阻生牙
4. 干槽症
5. 病灶牙
6. 邻牙阻力
7. 残根
8. 口腔 - 上颌窦交通

二、选择题

【A1 型题】

1. 牙挺使用的原则中**不包括**
   A. 不可以邻牙作为支点,除非邻牙一并拔除
   B. 龈缘水平的颊舌侧均不能作为支点,除非拔除阻生齿或颊侧需去骨者
   C. 必须以手指作防护,以防牙挺滑脱
   D. 用力必须有控制,用力方向必须正确
   E. 可兼做骨凿,用于增隙和去骨

2. 拔除上颌前牙时,脱位时用力的方向是
   A. 近中　　　　　B. 唇侧　　　　　C. 腭侧
   D. 远中　　　　　E. 前下

3. 以下应暂缓拔牙的情况是
   A. 妊娠 4、5、6 个月
   B. 糖尿病的血糖 150 mg/dl,尿糖(+),无酸中毒
   C. 急性智牙冠周炎伴咬肌间隙感染
   D. 甲状腺功能亢进治疗后心率低于 100 次/min
   E. 高血压患者血压控制在 160/100 mmHg 以内

4. 上颌阻生第三磨牙拔除的适应证**不包括**
   A. 牙本身龋坏　　　　　　　　B. 与邻牙间食物嵌塞
   C. 无对颌牙而下垂　　　　　　D. 完全埋于骨内无症状者
   E. 咬颊或摩擦颊黏膜

5. 一般需要劈开解除阻力的阻生牙类型是
   A. 垂直阻生　　　　B. 近中阻生　　　　C. 远中阻生
   D. 颊向阻生　　　　E. 舌向阻生

6. 位于放射治疗范围内的牙拔除时间是
   A. 放疗前　　　　　B. 放疗后 1 周　　　　C. 放疗后 1 个月

D. 放疗后 2 周   E. 放疗后 3 个月

7. 关于拔牙创的检查与处理,**错误**的是
   A. 应检查拔除的牙是否完整   B. 应检查拔除的牙根数目是否符合
   C. 刮除拔牙创内肉芽组织   D. 复位扩大的牙槽窝
   E. 将消毒纱布填入牙槽窝

8. 拔牙术中最常见的并发症是
   A. 邻牙损伤   B. 牙折断   C. 对颌牙损伤
   D. 下颌骨骨折   E. 下牙槽神经损伤

9. 糖尿病患者可以拔牙的血糖值是
   A. 120 mg/dl   B. 150 mg/dl   C. 180 mg/dl
   D. 8.88 mmol/L   E. 6.1 mmol/L

10. 拔牙造成口腔 - 上颌窦交通时,**错误**的处理方法是
    A. 穿孔 < 2 mm,按常规拔牙后处理,待其自然愈合
    B. 术后嘱患者勿用鼻腔鼓气
    C. 避免强力打喷嚏
    D. 穿孔 > 7 mm,不需要骨膜瓣关闭创口
    E. 术后给予抗感染治疗

11. 拔除 16 腭侧断根时,牙根阻力突然消失,拔牙窝空虚,捏鼻鼓气时拔牙窝无气体逸出,可能是牙根进入
    A. 腭部黏膜下   B. 鼻腔黏膜下   C. 上颌窦
    D. 上颌窦黏膜下   E. 颊侧黏膜下

12. 智牙**不能保留**的情况是
    A. 智牙与下颌支前缘之间有足够的间隙,牙可正常萌出,能建立牙合关系
    B. 已正常萌出,有软组织覆盖,但切除后冠面能全部露出并与对颌牙建立牙合关系
    C. 第二磨牙不能保留时,如智牙牙根尚未完全形成,可作为移植牙以代替缺失的第二磨牙
    D. 邻牙不能保留而智牙前倾超过 45° 时,应保留智牙以作为桥基牙
    E. 完全埋伏于骨内,与邻牙牙周不相通,又不压迫神经引起疼痛,可予以保留,但应定期检查

【A2 型题】

13. 男,35 岁。拔除 16 时,牙颈部折断,断面平齐牙槽嵴。应采取的取根方法是
    A. 翻瓣凿骨取根   B. 用丁字挺取根   C. 分根后取根
    D. 用根钳取根   E. 用牙挺取根

14. 男,50 岁。行 26 断根拔除术,术中断根突然消失,首先应做的是
    A. 冲水吸根   B. 开窗取根   C. 拍 X 线片
    D. 服用抗生素   E. 扩大牙槽窝掏根

15. 男,24 岁。左下颌智牙拔除后 3 小时仍出血不止,否认既往全身疾病史。可能的出血原因**不包括**
    A. 牙龈撕裂   B. 牙槽骨骨折   C. 拔牙创感染后出血
    D. 损伤下牙槽血管   E. 患者自行漱口,血块掉落

16. 女,34 岁。拔除 48 后 10 小时伤口疼痛明显,伴开口受限。体温 37℃,最可能的情况是
    A. 拔牙创急性感染   B. 术后反应性疼痛   C. 拔牙术后干槽症

D. 咽峡前间隙感染　　　　E. 拔牙后全身感染

17. 女,70岁。自诉患牙不适半年余,要求拔除。查体:血压160/95 mmHg,患牙松动,叩诊(-),牙龈无炎症。拔牙的最佳时机是

　　A. 即刻拔牙　　　　　　　　　　B. 服降压药后即刻拔牙
　　C. 服药1日后拔牙　　　　　　　D. 服药控制血压后拔牙
　　E. 服药控制血压后也不能拔牙

18. 女,25岁。初孕,妊娠第8周出现牙痛。查体:36牙体破坏大,需拔除,消炎后拔除的时间应为

　　A. 1周内　　　　　　B. 1周后　　　　　　C. 2周内
　　D. 3周后　　　　　　E. 4周后

【A3/A4型题】

(19~21题共用题干)

男,48岁。右上颌第一磨牙残冠,拔除术中发生折断。

19. 断根最可能的原因是

　　A. 牙钳喙长轴与牙长轴平行　　　　B. 牙根外形变异
　　C. 牙钳喙紧贴牙面　　　　　　　　D. 牙冠龋坏,牙脆性增加
　　E. 牙槽骨未能与牙根固连

20. 若根折断位置较深,拟使用牙挺拔除,拔除中的要求**不包括**

　　A. 牙挺应能达到一定的深度　　　　B. 挺刃应与牙根相适应
　　C. 拔除支点可在颊侧骨板　　　　　D. 支点也可选择牙槽间隔
　　E. 牙挺应从断面较高处进入

21. 若患者术后感觉创口不适、疼痛,检查见创口肉芽组织充血、炎性肉芽增生,则可能发生

　　A. 干槽症　　　　　　　　　　　　B. 口腔上颌窦瘘
　　C. 牙源性上颌窦炎　　　　　　　　D. 拔牙创感染
　　E. 牙槽骨骨折,错位愈合

(22~24题共用题干)

男,35岁。16牙髓治疗后劈裂,拔牙过程中牙冠碎裂至龈下,牙根与周围骨质粘连。

22. 拔除残根时应先

　　A. 牙挺取根　　　　　B. 牙钳拔除　　　　　C. 分根后拔除
　　D. 翻瓣去骨拔除　　　E. 涡轮钻拔除

23. 拔牙过程中发现腭侧根消失,牙槽窝空虚,此时应

　　A. 立即停止操作,拍X线片　　　　B. 立即扩大牙槽窝取根
　　C. 立即进行上颌窦开窗取根　　　　D. 翻瓣去骨取根
　　E. 延期拔除患牙

24. 如果确定腭根已进入上颌窦,经去除牙槽间隔后扩大牙槽窝将其冲出。上颌窦底黏膜破裂口约7 mm,此时应采取的处理方法是

　　A. 立即行上颌窦瘘修补术　　　　　B. 牙槽窝填塞碘仿纱条
　　C. 可不予处理　　　　　　　　　　D. 给予抗生素,延期进行上颌窦瘘修补术
　　E. 术后牙槽窝内放置碘仿海绵

【B1 型题】

(25 ~ 27 题共用备选答案)

　　A. 轮轴力　　　　　　　　B. 扭转力　　　　　　　　C. 摇动力

　　D. 楔力　　　　　　　　　E. 杠杆力

25. 拔牙时应先用

26. 牙挺在挺松患牙时主要提供的作用力是

27. 拔除上中切牙时,用力应首先使用

(28 ~ 30 题共用备选答案)

　　A. 15 min　　　　　　　　B. 1 h　　　　　　　　　C. 24 h

　　D. 2 日　　　　　　　　　E. 3 ~ 4 日

28. 拔牙创血块开始机化的时间是

29. 拔牙后血块形成的时间是

30. 拔牙后牙龈上皮向血块表面生长的时间是

三、简答题

1. 简述拔牙的适应证和禁忌证。

2. 简述拔牙的基本步骤。

3. 简述下颌阻生第三磨牙的应用解剖。

4. 拔除牙根的常用方法有几种?

5. 简述拔牙创的愈合过程。

6. 简述心脏病患者的拔牙禁忌证。

7. 简述牙拔除术中常见的术后并发症和防治方法。

8. 简述干槽症的临床表现及治疗方法。

【参考答案】

一、名词解释

1. 牙拔除术:是临床上治疗某些牙病的终末手段,也是治疗口腔颌面部牙源性疾病或某些相关全身疾病的外科措施。对经过治疗而无法保留,对局部或全身健康状况产生不良影响的病灶牙,应尽早拔除。

2. 晕厥:是一种突发性、暂时性意识丧失,通常是由一时性中枢缺血所致,一般可因恐惧、饥饿、疲劳及全身健康较差、疼痛以及体位不良等因素所引起。可有头晕、胸闷、面色苍白、全身冷汗、四肢厥冷无力、脉快而弱、恶心和呼吸困难等临床表现。

3. 阻生牙:是由于邻牙、骨或软组织的阻碍,只能部分萌出或完全不能萌出的牙。常见的阻生牙有下颌第三磨牙、上颌第三磨牙、上颌尖牙以及某些多生牙。

4. 干槽症:是拔牙创急性感染的另一种类型,以下颌后牙多见,特别是在阻生下颌第三磨牙拔除术后。若拔牙后 2 ~ 3 日后出现剧烈疼痛,疼痛向耳颞部、下颌下区或头顶部放射,用一般止痛药物不能缓解,则可能发生干槽症。临床表现为牙槽窝内空虚,或有腐败变性的血凝块,呈灰白色。在牙槽窝壁覆盖的坏死物有恶臭,用探针可直接触及骨面并有锐痛。颌面部无明显肿胀,张口无明显受限,下颌下可有淋巴结肿大、压痛。组织病理表现为牙槽窝骨壁的浅层骨炎或轻微的局限型骨髓炎。

5. 病灶牙:引起上颌窦炎、颌骨骨髓炎、颌面部间隙感染的病灶牙,可能与某些全身性疾病,如风湿病、肾病、眼病有关的病灶牙,一般在相关科室医师的要求下需拔除的牙。

6. 邻牙阻力:邻牙阻力是第二磨牙在拔除智牙时产生的妨碍脱位运动的阻力,邻牙阻力视第二磨牙与阻力智牙的接触程度和阻生的位置而定。

7. 残根:残根是龋病破坏或死髓牙牙冠折断后遗留在牙槽窝内,由于时间较长,在根周和根尖存在慢性炎症和肉芽组织,根尖吸收,牙根缩短而松动,易于拔除。

8. 口腔 - 上颌窦交通:上颌第二前磨牙,以及上颌第一、第二磨牙的根尖距上颌窦底很近,有的仅隔一层薄的骨板,有时甚至只有上颌窦黏膜相隔。当上颌后牙断根后,取根易将牙根推入上颌窦内,或根尖有炎症,拔牙后出现上颌窦与口腔交通。

二、选择题

【A1 型题】

1. E　　2. B　　3. C　　4. D　　5. B　　6. A　　7. E　　8. B　　9. D　　10. D
11. D　　12. D

【A2 型题】

13. C　　14. C　　15. C　　16. B　　17. D　　18. E

【A3/A4 型题】

19. D　　20. C　　21. D　　22. C　　23. A　　24. A

【B1 型题】

25. C　　26. A　　27. E　　28. C　　29. A　　30. E

三、简答题

1. 简述拔牙的适应证和禁忌证。

答:(1) 适应证:1)严重龋病;2)严重牙周病;3)根尖周病;4)多生牙、错位牙、埋伏牙等导致邻近软组织创伤,影响美观,或导致牙列拥挤;5)阻生牙;6)牙外伤;7)乳牙滞留,影响恒牙正常萌出,或根尖外露造成口腔黏膜溃疡;8)治疗需要的牙;9)病灶牙;10)其他:患者因美观或经济条件要求拔牙者。

(2) 禁忌证:1)血液系统疾病:轻度贫血,血红蛋白在 80 g/L 以上可以拔牙,急性白血病和再生障碍性贫血患者抵抗力很差,拔牙后可引起严重的并发症,甚至危及生命,应避免拔牙。白血病和再生障碍性贫血的慢性期,血小板减少性紫癜以及血友病的患者,拔牙要慎重对待。

2)心血管系统疾病:重症高血压病,近期心肌梗死,心绞痛频繁发作,心功能 Ⅲ ~ Ⅳ 级,心脏病合并高血压等应禁忌或暂缓拔牙。

3)糖尿病:糖尿病患者抗感染能力差,需经系统治疗,血糖控制在空腹血糖 8.88 mmol/L(160 mg/dl),无酸中毒症状时,方可拔牙。

4)甲状腺功能亢进:将基础代谢率控制在 +20% 以下,脉搏不超过 100 次/min,方可拔牙。

5)肾脏疾病:各种急性肾病均应暂缓拔牙。慢性肾病,处于肾功能代偿期,临床无明显症状,术前后使用大量的抗生素,方可拔牙。

6)肝脏疾病:急性肝炎不能拔牙。慢性肝炎需拔牙,术前后给予足量维生素 K、维生素 C 以及其他保肝药物,术中还应加止血药物。

7)月经及妊娠期:月经期可能发生代偿性出血,应暂缓拔牙。妊娠期的前 3 个月和后 3 个月不能拔牙,因易导致流产和早产。

8）急性炎症期：要根据患牙部位，炎症的程度，手术的难易，以及患者的全身情况综合考虑，对于下颌第三磨牙急性冠周炎，腐败坏死性龈炎，急性传染性口炎，年老体弱的患者应暂缓拔牙。

9）恶性肿瘤：位于恶性肿瘤范围内的牙，应与肿瘤一同切除。位于放射治疗照射部位的患牙，在放射治疗前 7 ~ 10 日拔牙。放射治疗时以及放射治疗后 3 ~ 5 年内不能拔牙，以免发生放射性颌骨骨髓炎。

10）长期抗凝药物治疗：现在研究表明，如停药可能导致栓塞等严重后果，故不主张停药，可进行局部处理，如缝合、填塞加压、局部冷敷等手段控制出血。

11）长期肾上腺皮质激素治疗：此类患者机体应激反应能力和抵抗力较弱，遇感染、创伤等应激情况时可导致危象发生，需要及时抢救。术后 20 h 左右是发生危象最危险的时期。

12）神经精神疾患：如帕金森病病人不能合作，需全麻下拔牙。癫痫病人术前给予抗癫痫治疗。

2. 简述拔牙的基本步骤。

答：（1）分离牙龈：牙龈紧密附着于牙颈部，将牙龈分离器插入龈沟内，紧贴牙面伸入到沟底，沿牙颈部推动，先唇侧后舌侧，使牙龈从牙颈部剥离开。

（2）挺松患牙：手握挺柄，挺刃由准备拔除患牙的近中颊侧插入到牙根与牙槽骨之间，挺刃内侧凹面紧贴牙根面，以牙槽嵴为支点做楔入、撬动和转动等动作，使患牙松动、脱出。

（3）安放牙钳：正确选用牙钳，将钳喙分别安放于患牙的唇（颊）、舌（腭）侧，钳喙的纵轴与牙长轴平行，喙尖应伸入到龈下，达牙根部的牙骨质面与牙槽嵴之间。手握钳柄近末端处，将患牙夹牢，再次核对牙位，并确定钳喙在拔除患牙时不会损伤邻牙。

（4）拔除患牙：安放好牙钳，夹紧患牙后，拔除患牙运用 3 种力即摇动、扭转和牵引。

（5）拔牙创处理：牙拔除术后，检查拔除的患牙是否完整，有无断根，用刮匙清理拔牙创，清除根尖病变和进入牙槽窝内的异物。对过高或过尖的骨嵴、牙槽中隔或牙槽骨板，可用骨凿、咬骨钳、骨锉等进行修整。对被扩大的牙槽窝或裂开的牙槽骨板，可用手指垫纱布将其复位。对切开、翻瓣拔牙或牙龈撕裂病例均应进行牙龈对位缝合。在进行上述处理后，使拔牙创内充满血液，然后在拔除牙创面上放置消毒的纱布棉卷。令患者稍用力咬住压迫止血，半小时后可自行取出。

（6）拔牙后注意事项：拔牙后当天不能漱口刷牙，次日可刷牙，不要用舌尖舔或吸吮伤口，以免拔牙创口内的血凝块脱落。拔牙当天进半流质或软食，食物不宜过热，避免用拔牙侧咀嚼。如术后 2 ~ 3 日再次出现疼痛并逐级加重，可能发生继发感染，应就诊检查，作出相应的处理。拔牙后一般可以不给予抗生素药物治疗。如果是急性炎症期拔牙或复杂牙以及阻生牙拔除，可在术前、后给予抗生素控制感染。

3. 简述下颌阻生第三磨牙的应用解剖。

答：下颌阻生第三磨牙常被包埋于厚的颊侧牙槽骨和较薄的舌侧牙槽骨之间，并在牙根的下方与下颌骨体形成突起。厚的颊侧骨板因有外斜线的加强，去骨以及拔牙视野的暴露均较困难。舌侧骨板较薄，根尖处的骨质更薄，甚至可穿透骨板。所以在拔牙时，特别是在取断根时，有可能将牙或断根推出舌侧骨板之外，进入骨膜下或穿透骨膜，进入舌下间隙或下颌下间隙。下颌阻生第三磨牙的内侧有舌神经，常位于黏膜下，其位置有的较高，必须避免对其损伤。下颌阻生第三磨牙的下方为下颌管。牙根与下颌管的关系较复杂：牙根可以在管的上方或侧方，根尖可紧贴下颌管或甚至进入管内等。拔除时，特别是在取断根时，必须避免盲目操作，以免将根尖推入下颌管，损伤血管神经束。下颌阻生第三磨牙位于下颌体后部与下颌支交界处，此处骨质由厚变薄，抗外力的强度较弱。拔牙时，如用力劈牙冠、分根或用牙挺不当，有发生骨折的可能性。磨牙后区的疏松结缔组织较多，分离时易出血。下颌阻生第三磨牙解剖形态变异很大，牙冠常略小于邻牙，牙根有 2 根、3 根、合并根、锥形根、融合根等,根的情况与拔牙时阻力关系很大,拔牙前应参考 X 线片检查做出判断。

4. 拔除牙根的常用方法有几种?

答:拔除牙根的常用方法有以下 3 种。(1)根钳拔除法。高出牙槽嵴的牙根,或低于牙槽嵴的牙根在去除少许牙槽骨壁后,可用根钳夹住的牙根,适于根钳拔除。(2)根挺拔除法。根钳不能夹持的牙根,应使用根挺拔除。根挺拔除牙根时,应将挺刃插入到牙根的根面与牙槽骨板之间。如牙根断面为斜面,根挺应从断面较高一侧插入。根挺一般从颊侧近中插入,上颌牙也可从牙根与腭侧骨板之间插入。(3)翻瓣去骨法。死髓牙的牙根、根端肥大以及牙根与牙槽骨壁粘连、牙周间隙消失等情况,用根钳、根挺均不易拔除的牙根,需用翻瓣去骨法拔除。在牙根的颊侧牙龈作角形或梯形切口,切口深达骨面。从牙的近中、远中颊侧交角的游离龈处斜行向下,龈瓣的基底要宽,下方不超过前庭沟。用骨膜剥离器翻瓣,显露颊侧骨板。用骨凿或钻头去骨,暴露部分牙根,再用牙挺将牙根取出。

5. 简述拔牙创的愈合过程。

答:牙拔除后,牙槽窝内充满血液,约 15 min 形成血凝块;同时牙槽窝周围的牙龈缘发生收缩内卷,将创口缩小。牙拔除 24 h 后,成纤维细胞从牙槽骨壁向血凝块内延伸生长,使血块发生机化。3～4 日后,牙槽窝周围牙龈缘的上皮组织向血块表面增殖,7 日后可以完全覆盖创面。此时,牙槽窝内开始形成肉芽组织,以后再转化为结缔组织。第 6 日开始有新骨出现,30 日后新骨充满牙槽窝,3 个月左右完全形成新骨。在拔牙创愈合过程中,同时进行着牙槽骨的改建,有骨的吸收和增生现象。骨吸收在拔牙后 2 个月仍然很明显,以后逐渐稳定。临床上拔牙后 7 日左右牙槽窝内有肉芽组织形成,1～2 个月牙槽窝即可变平。X 线片检查,在 3～6 个月后牙槽窝才能出现正常的骨结构。

6. 简述心脏病患者的拔牙禁忌证。

答:拔牙前了解患者属于哪一类高血压病和心脏病。①重症高血压病,有近期心肌梗死病史者;②近期心绞痛频繁发作;③心功能Ⅲ～Ⅳ级或有端坐呼吸、发绀、颈静脉怒张、下肢水肿等症状;④心脏病合并高血压者;⑤有三度或二度Ⅱ型房室传导阻滞、双束支阻滞、阿斯综合征史者;应禁忌或暂缓拔牙。

7. 简述牙拔除术中常见的术后并发症和防治方法。

答:(1) 拔牙后出血:正常情况下,拔牙创压迫半小时后不会再出血。如在吐出消毒纱布棉卷后仍出血不止,或拔牙后第 2 日再次出血,则为拔牙后出血。拔牙后当时出血未停止是原发性出血,拔牙后第 2 日因其他原因发生出血是继发性出血。防治:术前详细询问病史,对有全身疾病的患者应请相关科室会诊,必要时转科治疗。拔牙操作应仔细,减少创伤。拔牙创要认真处理,向患者和家属仔细交代拔牙后注意事项。拔牙创伤大、有出血倾向的患者,在拔牙创咬纱布棉卷 30 min 后,经检查无异常方可离开。

(2) 拔牙创感染:常规拔牙术后感染少见,复杂牙拔除和阻生牙拔除易发生拔牙创感染,拔牙创感染分为急性感染、干槽症和慢性感染 3 种。1)急性感染的防治。拔牙术中坚持无菌操作,尽量减少手术创伤。有局部感染灶者拔牙后严禁粗暴搔刮,以免引起感染扩散。糖尿病患者在病情得到控制的前提下,才能进行拔牙。术前术后给予抗生素治疗。2)干槽症的防治。干槽症与手术创伤和细菌感染有关。术中应严格遵守无菌操作,减少手术创伤。一旦发生干槽症,治疗原则是彻底清创以及隔离外界对牙槽窝的刺激,促进肉芽组织的生长。3)慢性感染的防治。慢性感染主要由局部因素所致,如牙槽窝内遗留残根、肉芽组织、牙石、碎牙片或碎骨片等异物。

防治:牙拔除术后应仔细清理牙槽窝,特别是慢性根尖周炎的患牙,根尖炎性病灶不刮治干净,既可发生拔牙术后出血,也可形成慢性炎症而长期不愈。多根牙拔除时应防止残根遗留。

8. 简述干槽症的临床表现及治疗方法。

答：干槽症是拔牙创急性感染的另一种类型，以下颌后牙多见，特别是在阻生下颌第三磨牙拔除术后。在正常情况下，即使是翻瓣去骨拔牙术，其创口疼痛在 2～3 日后会逐渐消失。如果拔牙后 2～3 日后出现剧烈疼痛，疼痛向耳颞部、下颌下区或头顶部放射，用一般止痛药物不能缓解，则可能发生干槽症。临床检查可见牙槽窝内空虚，或有腐败变性的血凝块，呈灰白色。在牙槽窝壁覆盖的坏死物有恶臭，用探针可直接触及骨面并有锐痛。颌面部无明显肿胀，张口无明显受限，下颌下可有淋巴结肿大、压痛。组织病理表现为牙槽窝骨壁的浅层骨炎或轻微的局限型骨髓炎。

防治：干槽症与手术创伤和细菌感染有关，所以术中应严格遵守无菌操作，减少手术创伤。一旦发生干槽症，治疗原则是彻底清创以及隔离外界对牙槽窝的刺激，促进肉芽组织的生长。

治疗方法：在阻滞麻醉下，用 3% 过氧化氢溶液清洗，并用小棉球反复擦拭牙槽窝，去除腐败坏死物质，直至牙槽窝干净，无臭味为止。然后用生理盐水反复冲洗，在牙槽窝内放入碘仿纱条，碘仿纱条最好加丁香油和促进肉芽组织生长的药物（如康复新液）。为防止碘仿纱条脱落，还可将牙龈缝合固定一针，8～10 日后可取出碘仿纱条，此时牙槽窝虽空虚，但骨壁上已有一层肉芽组织覆盖，并可逐渐愈合。

（许 彪）

第九章
口腔颌面部感染

【学习目标】

1. 掌握 口腔颌面部解剖特点与感染的关系;下颌第三磨牙冠周炎的病因、临床表现、并发症、诊断、治疗;口腔颌面部间隙感染的病因、感染来源、临床表现和治疗原则;颜面部疖、痈的病因、临床表现、并发症及治疗。

2. 熟悉 熟悉口腔颌面部感染的发展、转归、并发症;眶下间隙、咬肌间隙、翼下颌间隙、下颌下间隙的局部解剖;熟悉口底蜂窝织炎的诊断、治疗原则;熟悉放射性颌骨骨髓炎和双膦酸盐相关性颌骨坏死的病因、临床表现、诊断、治疗及预防。

3. 了解 中央性颌骨骨髓炎与边缘性颌骨骨髓炎的病因、临床表现和治疗特点;婴幼儿颌骨骨髓炎的病因、临床表现、诊断及治疗;婴幼儿化脓性淋巴结炎的感染来源、临床表现、诊断与鉴别、治疗。

【内容提要】

口腔颌面部感染具有以下特点:与口腔、鼻腔、鼻窦及外界相通,容易发生感染;牙源性感染为口腔颌面部特有的感染;口腔颌面部潜在间隙多、血液及淋巴循环丰富,感染容易沿着多条途径扩散,处理不当可以引起一些严重并发症;治疗原则是局部治疗和全身抗感染、支持相结合,重症患者需要特别关注呼吸道管理。

下颌第三磨牙冠周炎是萌出不全或萌出受阻的第三磨牙,其牙冠周围软组织发生的炎症,是口腔科青年患者的常见病和多发病,临床表现可由早期的局部不适、轻度疼痛,发展为放射性跳痛、开口受限,乃至全身中毒症状。如处理不及时,感染可沿多途径扩散,引发多个间隙感染,甚至颌骨骨髓炎。急性期以局部处理为主,辅助全身支持治疗;慢性期可消除盲袋、拔除智牙。

口腔颌面部间隙较多,包括眶下间隙、咬肌间隙、翼下颌间隙、下颌下间隙、咽旁间隙、舌下间隙、颏下间隙等。口腔颌面部间隙感染以牙源性、腺源性感染最为常见,多为混合性细菌感染。由于解剖部位不同,感染所涉及的间隙数量不同而出现各自的特殊表现,如开口受限、呼吸困难、吞咽困难。治疗原则为:全身支持、局部治疗——切开引流、注意呼吸道管理。口腔颌面部间隙感染切开引流的目的、指征、要点及不同部位口腔颌面部间隙感染的切开引流部位有其不同于其他部位感染的特点。

由于牙的存在,颌骨骨髓炎的发生率在全身骨骼系统中最高。化脓性颌骨骨髓炎多由牙源性感染发展而来,主要发生于下颌骨。临床上分为中央性颌骨骨髓炎和边缘性颌骨骨髓炎,急性期治疗原则与一般急性感染相同,慢性期以死骨清除和拔除病灶牙为主。婴幼儿上颌骨骨髓炎主要为血源性、创伤性、接触性非牙源性感染。放射性颌骨骨髓炎是因为头颈部恶性肿瘤进行大剂量放射治疗后,引起放射性颌骨坏死,继发感染而形成骨髓炎。双膦酸盐类药物是一类用于治疗骨质疏松和恶性肿瘤骨转移的骨吸收抑制剂,双膦酸盐相关性颌骨坏死和双膦酸盐性骨髓炎发生率逐年上升,目前尚无有效治疗方法。放射性颌骨骨髓炎和双膦酸盐相关性颌骨坏死、骨髓炎应以预防为主。

婴幼儿化脓性淋巴结炎多因上呼吸道感染、扁桃体炎等引起相应部位的淋巴结发炎,常见为下颌下淋巴结炎和颈深上淋巴结炎。婴幼儿由于淋巴系统发育尚不完善,发生化脓性淋巴结炎时极易穿破淋巴结被膜而发展成蜂窝组织炎、毒血症或败血症。起病较急、重,治疗时需要强调给予全身支持治疗。

颜面部皮肤具有丰富的毛囊和皮脂腺,暴露在外,易受机械损伤,被致病菌侵入感染,发生疖、痈。受到不当刺激时,感染容易扩散,出现全身症状,甚至严重并发症。颜面部疖痈的局部处理主张保守,切忌挤压、热敷、烧灼等刺激,以防止感染扩散。

【习题】

一、名词解释

1. 下颌第三磨牙冠周炎
2. 口腔颌面部间隙感染
3. 颌骨骨髓炎
4. 放射性颌骨骨髓炎
5. 疖痈

二、选择题

【A1 型题】

1. 口腔颌面部感染最常见的病因是
   A. 牙源性感染　　　　　B. 血源性感染　　　　　C. 腺源性感染
   D. 医源性感染　　　　　E. 损伤性感染
2. 口底蜂窝组织炎的治疗要点是
   A. 防止窒息
   B. 防止中毒性休克
   C. 大剂量抗生素控制感染
   D. 切开引流
   E. 保证气道通畅、有效抗感染治疗、尽早切开引流、预防中毒休克
3. 可以出现开口受限的疾病是
   A. 眶下间隙感染　　　　B. 咬肌间隙感染　　　　C. 下颌下间隙感染
   D. 唇痈　　　　　　　　E. 婴幼儿上颌骨骨髓炎
4. 口腔颌面部感染绝大多数是

　　A. 需氧菌感染　　　　　B. 厌菌感染　　　　　　C. 混合感染

　　D. 特异性感染　　　　　E. 耐药菌感染

5. 颜面部疖痈的主要致病菌是

　　A. 金黄色葡萄球菌　　　B. 溶血性链球菌　　　　C. 大肠埃希菌

　　D. 铜绿假单胞菌　　　　E. 放线菌

6. 口腔颌面部感染**不会**出现的严重并发症是

　　A. 纵隔脓肿　　　　　　B. 脑脓肿　　　　　　　C. 肺脓肿

　　D. 败血症　　　　　　　E. 海绵窦血栓性静脉炎

7. 下颌第三磨牙冠周炎感染扩散**不会**引起的感染是

　　A. 颊间隙　　　　　　　B. 下颌下间隙感染　　　C. 翼下颌间隙感染

　　D. 感染咬肌间隙感染　　E. 眶下间隙感染

8. 中央性颌骨骨髓炎的急性期表现是

　　A. 死骨形成　　　　　　B. 病理性骨折　　　　　C. 早期骨质硬化

　　D. 多颗牙松动、下唇麻木　E. 长期溢脓

9. 唇部疖痈的适当处理方式是

　　A. 高渗盐水湿敷　　　　B. 理疗按摩　　　　　　C. 穿刺排脓

　　D. 切开引流　　　　　　E. 烧灼

10. 双膦酸炎相关性骨坏死的治疗原则是

　　A. 预防为主　　　　　　B. 积极拔除病灶牙　　　C. 广泛清除骨病灶

　　D. 充分暴露骨面、引流　E. 广泛切除,重建功能、外形

【A2 型题】

11. 男,21 岁。近 2 年来曾反复 3 次出现左下磨牙后区肿胀不适、轻度疼痛。3 日前再次出现局部肿胀不适,昨日熬夜后出现肿痛加重,开口进食不便,偶有耳部刺痛。初步诊断是

　　A. 下颌第三磨牙冠周炎　B. 牙周炎　　　　　　　C. 咬肌间隙感染

　　D. 慢性牙槽脓肿　　　　E. 中耳炎

12. 女,5 岁。有含糖果入睡习惯,大量牙龋坏。3 日前进行右侧上前牙牙髓治疗后出现右侧鼻旁、上唇肿胀,进而肿胀加重、皮肤发红,眼裂变小,洗脸时痛哭抵抗。查体:上颌前牙均为残根,右上颌前牙髓腔内见棉球填塞,右侧上颌前部前庭沟丰满。首先考虑的诊断是

　　A. 唇痈　　　　　　　　B. 眶下间隙感染　　　　C. 婴幼儿上颌骨骨髓炎

　　D. 牙槽脓肿　　　　　　E. 上颌窦炎

13. 女,65 岁。右下肺癌术后 7 年,3 年前出现多部位骨转移,经静脉应用唑来膦酸钠治疗,1 年前出现右侧下颌部反复肿痛,伴疼痛,分次拔除后牙 3 颗。近 1 年出现右侧下颌红肿、疼痛加剧,并伴有右侧下颌后牙区牙槽部溢脓。查体:开口度 2 cm,右下颌后牙区牙槽嵴顶见 1 cm×2 cm 粗糙骨面暴露,探触无感觉及出血。首先考虑的诊断是

　　A. 中央性颌骨骨髓炎　　B. 咬肌间隙感染　　　　C. 双膦酸炎骨髓炎

　　D. 牙槽脓肿　　　　　　E. 边缘性颌骨骨髓炎

14. 男,20 岁。4 天前左侧下颌智牙区疼痛伴面部肿胀,自服消炎药后,疼痛未缓解。3 日前,静滴注射头孢呋辛钠 3 g/ 次,面部肿痛未见明显好转,体温 38.5℃。查体:左侧腮腺咬肌区、下颌下区、上颈部弥漫性肿胀,肿胀区域越过中线,表面皮肤红、皮温高,触痛明显。开口度约 1 cm。口腔卫生差。首先考虑的诊断是

A. 翼下颌间隙感染　　　B. 化脓性下颌骨骨髓炎　　C. 下颌第三磨牙冠周炎

D. 口底蜂窝织炎　　　　E. 下颌下间隙感染

15. 女,28岁。左侧后牙区、面下部反复肿痛不适5年。2年前在当地口腔诊所行38阻生牙拔除术,术后仍有局部牙龈反复肿痛。半个月前,无明显诱因再次出现左侧下面部肿痛,静滴头孢呋辛钠、口服甲硝唑治疗,肿痛缓解。查体:体温36.5℃,左侧面侧部较对侧明显肿胀,皮肤及口腔黏膜无充血、肿胀、破溃、溢脓,触质地硬、轻度疼痛,无凹陷性水肿及波动感;X线片检查见左侧下颌支及体部骨密质点片状骨质破坏,骨面粗糙,骨膜层状增厚。开口度2.0 cm,口腔卫生尚可。首先考虑的诊断是

A. 医源性颌骨骨髓炎　　B. 中央性化脓性颌骨骨髓炎　　C. 慢性腮腺炎

D. 咬肌间隙感染　　　　E. 边缘性颌骨骨髓炎

16. 男,23岁。右侧下颌智牙萌出不全,曾多次肿痛。10日前,再次出现局部牙龈肿痛,拔除右侧下颌智牙,3日后出现右侧面部肿胀、跳痛、开口困难。查体:右侧腮腺咬肌区弥漫肿胀,表面皮肤充血,皮温高,局部触痛、拒按,无波动感,有凹陷性水肿。开口度1.0 cm,右下颌拔牙窝部少量溢脓,口内未见异常隆起。右下颌后部前庭沟变浅。右侧下颌下淋巴结肿大,压痛明显。血常规检查:白细胞总数10.17×10^9/L,中性粒细胞83.5%。首先考虑的诊断是

A. 咬肌间隙感染　　　　B. 流行性腮腺炎　　　　C. 下颌第三磨牙冠周炎

D. 边缘性骨髓炎　　　　E. 牙槽脓肿

17. 男,40岁。右侧咬肌间隙感染,切开引流出大量灰白色稀薄腐臭脓液。首先考虑的感染细菌是

A. 肺炎双球菌　　　　　B. 溶血性链球菌　　　　C. 混合性感染

D. 铜绿假单胞菌　　　　E. 大肠杆菌

【A3/A4型题】

(18～20题共用题干)

女,65岁。糖尿病史10年。10日前上呼吸道感染后,出现左侧下后牙区肿胀、疼痛,自服消炎药后症状无缓解,肿胀进一步加重。2日前出现发热,体温38.5℃,白细胞总数24.1×10^9/L、中性粒细胞89.8%,给予头孢呋辛钠、甲硝唑,未见明显好转。口底面颈部肿胀加重,严重影响进食、吞咽,有轻度憋气。

18. 急需补充的必要检查是

A. 下颌骨侧位片　　　　B. 胸片　　　　　　　　C. CT

D. 穿刺检查　　　　　　E. 头面部磁共振

19. 初步诊断是

A. 口底蜂窝组织炎　　　B. 下颌下间隙感染　　　C. 败血症

D. 上呼吸道感染　　　　E. 肺炎

20. 下一步的治疗是

A. 急诊广泛切开引流　　B. 呼吸机支持改善通气　　C. 治疗糖尿病,纠正血糖

D. 拔除病灶牙　　　　　E. 理疗、热敷消肿

(21～23题共用题干)

男,32岁。右下后牙区肿痛,进食、吞咽时加重2日。昨日出现局部跳痛,开口受限,低热,头痛。查体:右侧下颌下淋巴结肿大、压痛,右侧下颌角区稍肿胀,无压痛,开口度3.0 cm;右下颌第三磨牙部分萌出,牙龈红肿,可见远中盲袋少量脓液溢出,颊侧前庭沟充血肿胀,压痛明显,无波动感。

21. 首先考虑的诊断是
    A. 牙槽脓肿　　　　　　　B. 牙周脓肿　　　　　　　C. 咬肌间隙感染
    D. 颊间隙感染　　　　　　E. 急性智牙冠周炎
22. 颊侧肿胀的原因是
    A. 根尖周脓肿　　　　　　B. 牙周脓肿　　　　　　　C. 炎症反应所致
    D. 颊间隙感染　　　　　　E. 牙龈脓肿
23. 如出现明显开口受限,面部肿胀不明显,仅耳垂下后方稍红肿、压痛明显,此时需怀疑
    A. 腮腺炎　　　　　　　　B. 翼下颌间隙感染　　　　C. 下颌下间隙感染
    D. 咽旁间隙感染　　　　　E. 咬肌间隙感染

(24 ~ 26 题共用题干)

女,35 岁。左下后牙、面侧区反复肿胀、轻度疼痛半年,开口困难,应用抗生素治疗后疼痛消失,但肿胀消退不明显。查体:左侧咬肌区肿胀明显,面部皮肤无充血及破溃,触诊质硬、无凹陷性水肿及波动感,轻度压痛;开口度不足 2 指;左下颌第三磨牙部分阻生,牙龈红肿、糜烂,挤压可见盲袋少量脓液溢出。

24. 最可能的诊断是
    A. 慢性牙槽脓肿　　　　　B. 咬肌间隙感染　　　　　C. 下颌骨边缘性骨髓炎
    D. 下颌骨恶性肿瘤　　　　E. 慢性智牙冠周炎
25. 为明确诊断,最简单有效的检查是
    A. 超声检查　　　　　　　B. MRI　　　　　　　　　C. 下颌骨侧位片
    D. 下颌支切线位片　　　　E. 曲面体侧片
26. 此时需采取的措施是
    A. 理疗、热敷　　　　　　B. 切开引流　　　　　　　C. 大剂量广谱抗生素
    D. 颌骨病灶刮治　　　　　E. 阻生牙拔除术

(27 ~ 29 题共用题干)

男,27 岁。右侧下颌智牙萌出不全,曾多次出现局部肿痛。3 日前再次出现局部牙龈肿痛,右侧面部肿胀、自发跳痛、开口困难,低热。查体:右侧咬肌区肿胀,表面皮肤充血,皮温高,局部触痛、拒按,无波动感,无凹陷性水肿。开口度 1.5 cm,右下颌盲袋部少量溢脓。右下颌后部前庭沟无变浅。右侧下颌下淋巴结肿大,压痛明显。

27. 首先考虑的诊断是
    A. 牙槽脓肿　　　　　　　B. 牙周脓肿　　　　　　　C. 咬肌间隙感染
    D. 下颌下间隙感染　　　　E. 急性智牙冠周炎
28. 如病情继续发展,出现脓肿,切开引流的时间一般在发病后
    A. 3 ~ 4 日　　　　　　　B. 7 ~ 10 日　　　　　　　C. 2 日
    D. 即刻切开　　　　　　　E. 自行破溃引流
29. 如下颌角区出现凹陷性水肿,最有效的检诊方法是
    A. 细菌培养及药敏试验　　　　　　　　B. X 线检查
    C. 血培养检验　　　　　　　　　　　　D. 粗针头穿刺
    E. 严密观察生命体征

（30～32题共用题干）

男，68岁。糖尿病史17年，上唇时有毛囊炎，3日前剃须时不慎刮破上唇小疖肿。昨日出现低热，上唇明显肿胀，唇部皮肤出现多个脓点。

30. 首先考虑的诊断是
    A. 唇疖　　　　　　　　　B. 唇痈　　　　　　　　　C. 毛囊炎
    D. 眶下间隙感染　　　　　E. 上唇间隙感染

31. 处理不当容易引起海绵窦血栓性静脉炎的主要原因是
    A. 面静脉无静脉瓣　　　　　　　B. 血流丰富
    C. 皮肤菲薄　　　　　　　　　　D. 口唇运动频繁
    E. 唇部血液正常情况下回流到海绵窦

32. 此时正确的处理方法是
    A. 广泛切开引流　　　　　　　　B. 挤出脓液
    C. 理疗、按摩　　　　　　　　　D. 大剂量使用广谱抗生素
    E. 高渗盐水湿敷

（33～35题共用题干）

男，23岁。患者右侧下颌智牙萌出不全，曾多次肿痛。10日前再次出现局部牙龈肿痛。拔除右侧下颌智牙3日后右侧面部肿胀、跳痛、开口困难。查体：右侧腮腺咬肌区弥漫肿胀，表面皮肤充血，皮温高，局部触痛、拒按，无波动感，有凹陷性水肿。开口度1.0 cm，右下颌拔牙窝部少量溢脓，口内未见异常隆起。右下颌后部前庭沟变浅。右侧下颌下淋巴结肿大，压痛明显。血常规检查：白细胞总数 $13.17 \times 10^9/L$，中性粒细胞83.5%。

33. 首先考虑的诊断是
    A. 咬肌间隙感染　　　　　　　　B. 流行性腮腺炎
    C. 牙槽脓肿　　　　　　　　　　D. 下颌下间隙感染
    E. 急性智牙冠周炎

34. 最可能的致病菌是
    A. 肺炎双球菌　　　　　　　　　B. 溶血性链球菌
    C. 混合性感染　　　　　　　　　D. 铜绿假单胞菌
    E. 大肠杆菌

35. 如下颌角区出现凹陷性水肿，此时最有效的处理是
    A. 大剂量抗生素治疗　　　　　　B. 局部抗生素外敷
    C. 切开引流　　　　　　　　　　D. 穿刺抽脓
    E. 理疗、湿敷

【B1型题】

（36～37题共用备选答案）
    A. 开口受限　　　　　　　　　　B. 非牙源性感染所致
    C. 体温升高　　　　　　　　　　D. 下唇麻木
    E. 颌骨表面葱皮样钙化影

36. 中央性下颌骨骨髓炎的特征性表现是

37. 边缘性颌骨骨髓炎的特征性表现是

（38～39题共用备选答案）

A. 有死骨形成　　　　　　　　　　　B. 继发于腺源性感染多见

C. 有瘘管形成　　　　　　　　　　　D. 下唇麻木

E. 开口受限

38. 咬肌间隙感染的表现是

39. 下颌下间隙感染的表现是

（40～41题共用备选答案）

A. 应当彻底清除病变骨质

B. 治疗效果良好

C. 出现牙龈红肿、溢脓后及早拔除病区牙

D. 下唇麻木

E. 保守清创

40. 与放射性颌骨骨髓炎相关的描述是

41. 与双膦酸盐相关性颌骨坏死相关的描述是

（42～43题共用备选答案）

A. 可有大块死骨形成　　　　　　　　B. 淋巴系统发育不完善所致

C. 血源性感染所致为主　　　　　　　D. 舌尖麻木

E. 颌骨表面光芒样钙化影

42. 与化脓性下颌骨骨髓炎相关的描述是

43. 与婴幼儿上颌骨骨髓炎相关的描述是

（44～45题共用备选答案）

A. 眶下间隙感染　　　B. 咬肌间隙感染　　　C. 下颌下间隙感染

D. 舌下间隙感染　　　E. 婴幼儿化脓性淋巴结炎

44. 可出现开口困难表现的是

45. 可出现睁眼困难表现的是

（46～47题共用备选答案）

A. 颜面疖痈　　　　　B. 口底蜂窝织炎　　　C. 翼下颌间隙感染

D. 颞下颌间隙感染　　E. 边缘性颌骨骨髓炎

46. 主张保守处理的疾病是

47. 主张尽早切开引流的疾病是

三、简答题

1. 简述口腔颌面部感染的特点。

2. 简述下颌第三磨牙冠周炎骨膜旁脓肿的扩散途径。

3. 简述口腔颌面部间隙感染切开引流的指征。

4. 简述口腔颌面部感染切开引流的目的。

5. 简述眶下间隙的部位、周界以及常见感染来源。

6. 简述咬肌间隙的部位、周界以及常见感染来源。

7. "危险三角区"的范围是什么？鼻唇区为什么称为"危险三角区"？

【参考答案】

一、名词解释

1. 下颌第三磨牙冠周炎：又称智牙冠周炎，是指发生在萌出不全或萌出受阻的第三磨牙牙冠周围的软组织的炎症，常见于 18 ~ 25 岁的青年，是口腔科的常见病和多发病。

2. 口腔颌面部间隙感染：口腔颌面部间隙感染亦称颌周蜂窝织炎，是颌面和口咽区潜在间隙中化脓性炎症的总称。间隙感染的弥散期称为蜂窝织炎，化脓局限期称为脓肿。

3. 颌骨骨髓炎：是指各种致病因子入侵颌骨，引起整个骨组织包括骨膜、骨皮质、骨髓及其中的血管、神经的炎症，祖国医学称为"骨槽风"或"穿腮"。根据其临床病理特点，分为中央性颌骨骨髓炎和边缘性颌骨骨髓炎。

4. 放射性颌骨骨髓炎：放射性颌骨骨髓炎是因头颈部恶性肿瘤进行大剂量放射治疗后，引起放射性颌骨坏死，继发感染而形成的骨髓炎，是目前较常见的疾病。放射性骨髓炎是放射、损伤和感染 3 种因素综合作用的结果。

5. 疖痈：颜面部皮肤具有丰富的毛囊和皮脂腺，皮肤暴露在外，易受机械损伤、被致病菌侵入而发生感染。单个毛囊和皮脂腺发生浅层组织的急性化脓性炎症称为疖；感染累及多个毛囊和皮脂腺，引起较深层组织的化脓性炎症称为痈。

二、选择题

【A1 型题】

1. A　　2. E　　3. B　　4. C　　5. A　　6. C　　7. E　　8. D　　9. A　　10. A

【A2 型题】

11. A　　12. B　　13. C　　14. D　　15. E　　16. A　　17. C

【A3/A4 型题】

18. C　　19. A　　20. A　　21. E　　22. C　　23. B　　24. C　　25. D　　26. D　　27. C

28. A　　29. D　　30. B　　31. A　　32. E　　33. A　　34. C　　35. C

【B1 型题】

36. D　　37. E　　38. A　　39. E　　40. A　　41. E　　42. A　　43. C　　44. B　　45. A

46. A　　47. B

三、简答题

1. 简述口腔颌面部感染的特点。

答：口腔、鼻腔及鼻窦长期与外界相通，常驻有多种细菌，其环境有利于细菌的滋生繁殖，容易发生感染。

牙源性感染是口腔颌面部独有的感染。

口腔颌面部存在多个潜在间隙，相邻间隙的连接薄弱，感染可经此途径迅速扩散和蔓延，导致多种严重并发症。

口腔颌面部血液和淋巴循环丰富，感染可循血液扩散，引起败血症或脓毒血症。颜面部的静脉瓣膜稀少或缺如，感染可循此途径引起海绵窦血栓性静脉炎。感染还可经淋巴管扩散，导致该引流区内的淋巴结发炎；尤其是婴幼儿淋巴网状内皮系统发育尚未完善，较易发生淋巴组织来源的感染,即"腺源性感染"。

颜面部汗腺、毛囊和皮脂腺丰富,经由破损的皮肤进入,致病菌容易引起局部感染。

口腔颌面部感染多属于化脓性感染。感染可以是单一的致病菌引起,也可以有多种致病菌共同参与。与口腔颌面部腔窦相通的感染绝大多数是由需氧菌和厌氧菌引起的混合感染。

2. 简述下颌第三磨牙冠周炎骨膜旁脓肿的扩散途径。

答:下颌第三磨牙冠周炎形成的骨膜旁脓肿,感染可经以下途径向颌周间隙蔓延:①感染向前方,顺下颌骨外斜嵴在第一磨牙颊侧前庭沟处形成脓肿,穿破而形成黏膜瘘;②感染在咬肌前缘与颊肌后缘之间向外前方扩散,形成颊部脓肿,破溃后可在面颊部形成经久不愈的皮肤瘘管;③感染沿下颌支外侧面向后,可形成咬肌间隙脓肿或边缘性骨髓炎;④感染沿下颌支内侧往后,可形成翼下颌间隙、咽旁间隙或扁桃体周围脓肿;⑤感染向下颌体内侧扩散,可形成下颌下间隙脓肿及口底蜂窝织炎。

3. 简述口腔颌面部间隙感染切开引流的指征。

答:口腔颌面部间隙感染切开引流的指征是:①发病时间一般是牙源性感染 3 ~ 4 日,淋巴源性感染 5 ~ 7 日,经抗生素治疗后,仍高热不退、白细胞总数及中性粒细胞明显增高者;②局部肿胀、跳痛、压痛明显者;③局部有凹陷性水肿,有波动感或穿刺抽出脓液者;④影像学检查证明已形成脓腔者;⑤腐败坏死性感染和肿胀范围广泛、局部张力较大影响呼吸者,应早期广泛切开引流;⑥脓肿已穿破,但引流不畅者。

4. 简述口腔颌面部感染切开引流的目的。

答:口腔颌面部感染切开引流的目的是:①使脓液、感染坏死组织迅速排出,减少毒素吸收;②释放局部张力,减轻疼痛,避免因组织肿胀造成对呼吸道和咽腔压迫,引起窒息;③防止感染向邻近间隙蔓延,防止向颅内、纵隔和血液扩散,避免严重并发症;④可防止发生边缘性骨髓炎。

5. 简述眶下间隙的部位、周界以及常见感染来源。

答:眶下间隙位于面前部,眼眶下方,上颌骨前壁与面部表情肌之间,包括尖牙窝(犬齿窝)间隙。其周界上、下、内、外分别为眶下缘、上颌牙槽突、梨状孔侧缘及颧骨。

感染多来自上颌前牙和第一前磨牙的根尖感染,较少来自鼻侧及上唇底部的化脓感染。

6. 简述咬肌间隙的部位、周界以及常见感染来源。

答:咬肌间隙位于咬肌与下颌支外侧骨板之间,其周界上、下、前、后、内、外分别为颧弓下缘、下颌骨下缘、咬肌和下颌支前缘、下颌支后缘、下颌支外侧骨板、咬肌和腮腺。此间隙四周被致密筋膜包围,中间为疏松结缔组织。

感染最多见来自下颌第三磨牙冠周炎,也可见于下颌磨牙的根尖感染和下颌骨骨髓炎。

7. "危险三角区"的范围是什么?鼻唇区为什么称为"危险三角区"?

"危险三角"是指从鼻根到两侧口角连线形成的鼻唇区的三角形区域。

颜面部的静脉瓣膜稀少或缺如,特别是内眦静脉和翼静脉丛直接与颅内海绵窦相通,是颌面部血管解剖的薄弱点。当这些静脉受到挤压时,容易导致血液逆流,从鼻根到两侧口角连线形成的三角区内一旦发生感染,可循此途径引起海绵窦血栓性静脉炎、脑膜炎和脑脓肿等严重并发症,因此称鼻唇区为"危险三角区"。

(张　琪)

第十章
口腔颌面部损伤

【学习目标】

1. 掌握　口腔颌面部损伤的特点;颌面部损伤造成阻塞性与吸入性窒息的原因;上颌骨骨折的临床分类、临床表现与诊断方法;下颌骨骨折的好发部位、临床表现、诊断方法;颌骨骨折的治疗原则;颧骨颧弓骨折的临床表现、诊断方法。

2. 熟悉　口腔颌面部损伤的急救处理原则及方法;口腔颌面部各类软组织损伤的概念、特点及治疗原则;髁突骨折的治疗原则;儿童颌骨骨折的治疗原则;颧骨颧弓骨折的治疗原则。

3. 了解　口腔颌面部创伤急救的注意事项;牙外伤的分类及治疗。

【内容提要】

本章重点介绍口腔颌面部各类损伤的临床特点、诊断方法及治疗原则,内容包括概述、口腔颌面部损伤的急救处理、口腔颌面部软组织损伤、牙及牙槽骨损伤、颌骨骨折、颧骨颧弓骨折。

1. 概述　口腔颌面部的特殊解剖结构特点决定了口腔颌面部损伤的特点,既包括有益的或对临床有指导意义的一面,也包括有害的一面(表 10-1)。

表 10-1　口腔颌面部损伤的特点

解剖结构特点	有益或指导临床	有害
血运丰富	组织再生修复、抗感染能力强	出血多
腔窦多	先关闭与窦腔相通的创口	易感染
包含牙	咬合关系可辅助诊断与治疗	二次弹片伤
消化道入口		妨碍进食
呼吸道上端		易窒息
涉及容貌	尽可能保留组织、精确对位缝合	影响美观
特殊组织		相应功能异常
紧邻颅脑		常合并颅脑损伤

2. 口腔颌面部损伤的急救处理　口腔颌面部损伤的急救处理包括解除窒息、止血、伤口包扎、伤员运送、防止感染等。

(1) 解除窒息

1) 阻塞性窒息:①异物阻塞;②组织移位;③气道狭窄;④活瓣样阻塞。

2) 吸入性窒息

a. 临床表现

①前驱症状:烦躁不安、出汗、鼻翼扇动等;②严重时,口唇发绀、三凹体征、呼吸浅快;③脉弱、脉快、血压下降、瞳孔散大;④如不及时抢救,可致昏迷、呼吸心跳停止而死亡。

b. 急救

早期发现,及时正确处理。解除窒息原因,保证分泌物外流,保持呼吸道通畅,根据情况给予脑保护措施。

(2) 止血

常用方法包括:压迫止血(指压止血、包扎止血、填塞止血)、钳夹止血、结扎止血、药物止血。

(3) 伤口包扎

(4) 伤员运送:保持呼吸道通畅,采用俯卧位或侧卧位,严密观察,保护颈椎。

(5) 防止感染:尽早进行清创手术,及时包扎伤口,尽早使用抗生素控制感染。

(6) 口腔颌面部创伤急救注意事项

3. 口腔颌面部软组织损伤

(1) 根据造成损伤的原因,分为闭合性损伤与开放性损伤。闭合性损伤包括擦伤、挫伤、蜇伤。开放性损伤包括挫裂伤、刺伤、切割伤、撕裂伤、砍伤、咬伤、颜面部烧伤。

(2) 口腔颌面部几个特殊部位软组织损伤的处理特点。

(3) 口腔颌面部火器伤:由于子弹、弹片、铁砂或其他碎片高速穿透组织造成的严重损伤,牙和颌骨碎片可作为"二次弹片"而加重损伤程度,粉碎性骨折和骨缺损常见。

4. 牙及牙槽骨损伤　牙外伤可分为牙挫伤、牙脱位、牙折(分为冠折、根折及冠根联合折)。

5. 颌骨骨折

(1) 上颌骨骨折

【临床分类】

1) Le Fort Ⅰ型骨折:梨状孔外下缘,经根尖下,过颧牙槽嵴,至上颌结节上方,水平向后延伸至两侧上颌骨翼上颌缝附近。

2) Le Fort Ⅱ型骨折:骨折线经过鼻骨、泪骨、眶底、颧颌缝区达上颌骨翼上颌缝处。

3) Le Fort Ⅲ型骨折:骨折线经过鼻骨、泪骨、眶内、下、外壁,颧额缝,颧颞缝,向后下止于上颌骨翼上颌缝,造成完全性颅与面骨的分离。

【临床表现与诊断】

1) 骨折段移位和咬合错乱,上颌骨骨折段的移位主要是受暴力的大小和方向以及上颌骨本身重量的影响;2) 眶区淤血;3) 影像学检查。

(2) 下颌骨骨折

【下颌骨骨折好发部位】

1) 正中联合;2) 颏孔区;3) 下颌角;4) 髁突颈部。

【临床表现与诊断】

1) 骨折段移位:下颌骨骨折后,肌肉的牵拉是造成骨折段移位的主要因素;2) 出血与血肿;

3) 功能障碍;4) 骨折段的异常活动;5) 影像学检查。

(3) 颌骨骨折的治疗原则:颌骨骨折的治疗原则是尽早复位和固定。

1) 颌骨骨折的复位固定:上颌骨的复位固定应争取在 2 周内进行,下颌骨应争取在 3 周内复位固定。①手法复位和外固定;②手术复位和内固定。

2) 髁突骨折的治疗原则:①闭合性复位固定方法包括颌间牵引和固定;②手术切开复位和钛板坚固内固定或拉力螺钉固定。

3) 儿童颌骨骨折的治疗原则:①尽早复位;②咬合关系的恢复可不必像成人那样严格;③对儿童期骨折尽可能采用保守治疗;④儿童期髁突骨折一般采用保守治疗。

6. 颧骨、颧弓骨折

(1) 临床特点和诊断:1) 骨折移位;2) 开口受限;3) 复视;4) 出血和淤血;5) 神经症状;6) 影像学检查。

(2) 治疗原则:凡有开口受限、影响功能的伤员,均应进行复位;对塌陷畸形严重者,尽管没有功能障碍,也应复位。无开口受限或者畸形不明显者,可行保守治疗。

1) 口内切开复位法;2) 面部小切口切开复位法;3) 颞部切开复位法;4) 巾钳牵拉法;5) 冠状切口切开复位内固定。

【习题】

一、名词解释

1. 阻塞性窒息
2. 吸入性窒息
3. 二次弹片伤
4. 包扎止血
5. debridement
6. Le Fort I 型骨折
7. 颌间牵引
8. 坚固内固定

二、选择题

【A1 型题】

1. 颌骨骨折最常见的重要临床体征是
   A. 咬合错乱　　　　　B. 张口受限　　　　　C. 骨折段活动异常
   D. 局部肿痛　　　　　E. 骨摩擦音
2. 最易引起呼吸道阻塞的骨折部位是
   A. 正中联合部线状骨折　　B. 一侧颏孔区骨折　　C. 双侧髁突骨折
   D. 下颌角部骨折　　　　E. 双侧颏孔区骨折
3. 发生损伤时口腔颌面部特点有利之处**不包括**
   A. 血运丰富,组织抗感染与再生修复能力强
   B. 牙的存在可作为结扎固定的基牙
   C. 牙列的移位或咬合错乱是颌骨骨折的主要诊断体征
   D. 咬合关系恢复正常是颌骨骨折修复的重要标准
   E. 高位骨折可出现颅脑症状

4. 患者因车祸致口腔颌面部多处裂伤伴下颌骨多发性骨折,出现神志不清,口唇发绀及三凹征时的紧急处理是

    A. 吸氧 　　　　　　　　B. 清创缝合 　　　　　　　C. 骨折复位

    D. 口对口人工呼吸 　　　E. 气管切开

5. 上颌骨骨折后,骨折片移位主要取决于

    A. 骨折类型和损伤力量 　　　　　　　B. 咀嚼肌肉的牵引作用

    C. 骨折片上是否存在牙 　　　　　　　D. 骨折的部位

    E. 患者年龄和性别

6. 上颌骨 Le Fort Ⅱ型骨折又称为

    A. 锥形骨折 　　　　　　B. 水平骨折 　　　　　　　C. 纵形骨折

    D. 矢状骨折 　　　　　　E. 颅面分离骨折

7. 颌面外伤清创时**错误**的做法是

    A. 尽量保留软组织,以免造成畸形

    B. 去除已坏死的组织、异物和污染物

    C. 基本离体的组织,即使没有感染也应去除

    D. 应注意探查有无面神经损伤

    E. 应注意探查有无骨折发生

8. 易发生休克的口腔颌面部软组织损伤是

    A. 擦伤 　　　　　　　　B. 撕脱伤 　　　　　　　　C. 挫伤

    D. 刺伤 　　　　　　　　E. 切割伤

9. 颅脑外伤鼻孔或外耳道有脑脊液漏出并昏迷的患者,**错误**的处理原则是

    A. 及时会同神经外科医生共同诊治 　　　B. 卧床休息,严密观察生命体征变化

    C. 作外耳道或鼻腔堵塞 　　　　　　　D. 防止误吸和窒息

    E. 给予适量镇静剂

10. 颌面部创口初期缝合的最宽时间为

    A. 6 h 　　　　　　　　　B. 12 h 　　　　　　　　　C. 24 h

    D. 48 h 　　　　　　　　E. 伤后 48 小时甚至更久

【A2 型题】

11. 男,20 岁。因外伤致舌体裂伤,出血明显,口底肿胀。最有效的止血方法是

    A. 注射止血药物 　　　　B. 指压患侧颈总动脉 　　　C. 纱布块填塞止血

    D. 创口缝合止血 　　　　E. 颈外动脉结扎术

12. 男,18 岁。与他人相撞致上前牙外伤。查体:11 位置低于咬合面,牙冠缩短,松动 I 度,牙龈有少许撕裂。外伤牙的诊断是

    A. 牙挫伤 　　　　　　　B. 牙脱位 　　　　　　　　C. 冠折

    D. 根折 　　　　　　　　E. 冠根折

13. 男,35 岁。左上唇挫裂伤后形成楔形缺损,范围为上唇的 1/5。处理原则中**不正确**的是

    A. 清创 　　　　　　　　B. 直接拉拢缝合 　　　　　C. 采用下唇组织瓣转移

    D. 应用抗生素 　　　　　E. 注射破伤风抗毒素

14. 男,17 岁。不慎跌倒,颏部先着地受撞击,致下颌中线左偏,左侧后牙早接触,前牙及右侧后牙开𬌗,应考虑的诊断是

A. 左侧髁突颈部骨折　　　B. 颞肌、咬肌痉挛　　　C. 右侧颞下颌关节脱位

D. 左侧颞下颌关节脱位　　E. 左侧髁突骨质增生

15. 男,20岁。被他人用利器扎伤颧颞部,造成软组织出血,急诊采用压迫止血,应该压迫的动脉是

A. 面动脉　　　　　　　　B. 颞浅动脉　　　　　　C. 上颌动脉

D. 耳后动脉　　　　　　　E. 颞深动脉

【A3/A4 型题】

(16 ~ 18 题共用题干)

男,28岁。因车祸导致颌面部外伤8小时后急诊就诊。查体:左侧面部肿胀明显,眶周眼睑及结膜下瘀斑、压痛,开口受限,开口度半指,咬合关系正常。

16. X 线检查应拍摄

A. 头颅正位片　　　　　　B. 头颅侧面片　　　　　C. 华特位和颧弓位

D. 下颌曲面体层片　　　　E. 颅底片

17. 最可能的诊断是

A. 面部软组织挫伤　　　　B. 下颌髁突骨折　　　　C. 颧骨及颧弓骨折

D. 上颌骨骨折　　　　　　E. 下颌骨体部骨折

18. 最有效的治疗措施是

A. 局部冷敷　　　　　　　B. 抗生素及激素治疗　　C. 颌间牵引及固定

D. 颅颌面绷带固定　　　　E. 手术切开复位内固定

(19 ~ 21 题共用题干)

女,30岁。不慎被机器将长发辫卷入,造成大块头皮撕脱。

19. 关于创面的描述,**不正确**的是

A. 出血较多,疼痛剧烈易发生休克　　　　　B. 创缘齐整,有明显出血点

C. 皮下组织及肌肉均有挫伤　　　　　　　　D. 颅骨暴露

E. 部分耳廓、眉毛连同上眼睑同时撕脱

20. 最恰当的救治步骤是

A. 及时清创,复位缝合　　B. 补液、抗感染

C. 止痛药物　　　　　　　D. 创口敷料覆盖加压包扎

E. 密切观察生命体征变化

21. 若伤后时间超过6小时,撕脱组织瓣损伤过重,组织已不能利用,应进行

A. 松解创缘,减少张力尽量拉拢缝合

B. 撕脱的皮肤清创后,切削成全厚或中厚皮片再植

C. 立刻作血管吻合组织再植术

D. 采用局部皮瓣关闭创面

E. 切取健康组织皮片游离移植消灭创面

【B1 型题】

(22 ~ 24 题共用备选答案)

A. 上颌动脉　　　　　　　B. 面动脉　　　　　　　C. 颞浅动脉

D. 颈总动脉　　　　　　　E. 唇动脉

22. 额部、头顶颞部出血时可压迫
23. 面部出血时可压迫
24. 头面部广泛严重出血时可压迫

（25 ~ 27 题共用备选答案）
A. LeFort Ⅰ型骨折　　　　B. LeFort Ⅱ型骨折　　　　C. LeFort Ⅲ型骨折
D. 不对称型骨折　　　　E. 纵行骨折

25. 骨折线从梨状孔下方,牙槽突上方两侧水平方向延伸至上颌翼突缝称为
26. 两侧骨板线不在同一平面的骨折是
27. 自鼻额缝向两侧横过鼻背、眶内下、沿眶底、经颧骨下方达翼突的骨折是

三、简答题

1. 简述口腔颌面部损伤的特点及临床意义。
2. 简述下颌骨骨折的好发部位、临床表现及治疗原则。
3. 试述上颌骨骨折的分类及临床表现。
4. 简述下颌骨骨折的临床表现。
5. 简述颌骨骨折的治疗原则。
6. 简述颧骨颧弓骨折的治疗原则。
7. 舌部损伤的处理原则有哪些?
8. 根据病因,简述口腔颌面部损伤所引起窒息急救时常用的处理方法。

【参考答案】

一、名词解释

1. 阻塞性窒息:指异物、分泌物、组织移位或肿胀阻塞上气道造成的呼吸困难。

2. 吸入性窒息:主要见于昏迷伤员,直接将血液、唾液、呕吐物或其他异物吸入气管、支气管或肺泡内而引起窒息。

3. 二次弹片伤:颌面部外伤时,在高速撞击伤中,被打折的牙或者脱落的牙以及碎骨片可能成为"二次弹片",加重周围组织损伤和增加感染的机会。

4. 包扎止血:适用于头皮、颜面等处的毛细血管和小动静脉的出血,先将移位的组织大致复位,在创口表面盖上敷料,用绷带加压包扎。包扎的压力要适当,否则可能影响呼吸道通畅。

5. debridement:中文翻译为清创术,是早期对局部伤口进行外科处理,是预防伤口感染和促进愈合的基本方法。一般包括冲洗伤口、清理伤口、缝合 3 个步骤。

6. Le Fort Ⅰ型骨折:Rene Le Fort 是法国医生,Le Fort 骨折是以他名字命名的上颌骨骨折类型。他对尸体头颅做了一系列实验,确定了骨折发生的 3 条基本骨折线。Le Fort Ⅰ型骨折指在犁状孔边缘水平穿过上颌骨的骨间骨折。

7. 颌间牵引:是在上、下颌牙列上分别安置有挂钩的牙弓夹板,然后根据骨折需要复位的方向,在上、下颌牙弓夹板的挂钩上套上橡皮圈作牵引,使其恢复到正常的咬合关系。

8. 坚固内固定:针对骨折进行切开复位,采用金属接骨板和螺钉,对骨折断端进行解剖复位与固定,使骨折的固定更加精确、牢固、有效,可解决伤员早期开口功能训练和克服颌间固定给伤员带来的诸多不便。

二、选择题

【A1 型题】

1. A 　 2. E 　 3. E 　 4. E 　 5. E 　 6. A 　 7. C 　 8. B 　 9. C 　 10. E

【A2 型题】

11. D 　 12. B 　 13. C 　 14. A 　 15. B

【A3/A4 型题】

16. C 　 17. C 　 18. E 　 19. B 　 20. A 　 21. E

【B1 型题】

22. C 　 23. B 　 24. D 　 25. A 　 26. D 　 27. B

三、简答题

1. 简述口腔颌面部损伤的特点及临床意义。

答：特点:(1) 血运丰富;(2) 口腔内有牙;(3) 腔窦多;(4) 消化道和呼吸道上端的所在部位;(5) 有腮腺和面神经分布;(6) 毗邻颅脑;(7) 面部器官。

意义:(1) 出血多,抗感染和再生能力强;(2) 牙可能造成二次伤,骨折后容易发生咬合错乱,但牙的存在也有利于骨折诊断和复位固定;(3) 容易引起感染;(4) 影响进食,易发生窒息;(5) 易发生涎瘘和面瘫;(6) 常并发颅脑损伤和颅底骨折;(7) 如处理不当,创口愈合后常可发生不同程度的瘢痕挛缩,使正常的组织和器官发生移位和变形,严重影响患者容貌,引起心理社会障碍。因此,口腔颌面部创伤时应充分考虑到治疗后患者的美观。

2. 简述下颌骨骨折的好发部位、临床表现及治疗原则。

答:好发部位:正中联合;颏孔区;下颌角;髁突颈部。

临床表现:骨折段移位;出血或血肿;开口受限、咬合错乱等功能障碍;骨折段的异常活动;影像学检查见相应骨折线。

治疗原则:密切注意有无全身并发症的发生,待全身情况稳定后再进行局部处理,尽早复位和固定,恢复正常咬合关系和面型对称,同时使用防止感染,镇痛,合理营养,增强全身抵抗力等方法,为骨折的愈合创造良好条件。

3. 试述上颌骨骨折的分类及临床表现。

答:根据骨折的好发部位,将上颌骨骨折分为 Le Fort Ⅰ ~ Ⅲ型。Le Fort Ⅰ 型骨折又称为低位或水平骨折,骨折线从梨状孔外下缘、经根尖上,过颧牙槽嵴,至上颌结节上方,水平向后延伸至两侧上颌骨翼上颌缝附近。Le Fort Ⅱ 型骨折又称为中位或锥形骨折,骨折线经过鼻骨、泪骨、眶底、颧颌缝区达上颌骨翼上颌缝处。Le Fort Ⅲ 型骨折又称为高位或颅面分离骨折,骨折线经过鼻骨、泪骨、眶内、下、外壁,颧额缝,颧颞缝,向后下止于上颌骨翼上颌缝,造成完全性颅与面骨的分离。

临床表现:(1) 骨折块移位和咬合关系错乱;(2) 眶区淤血、颅脑损伤;(3) 影像学检查见相应骨折线。

4. 简述下颌骨骨折的临床表现。

答:(1) 骨折段移位:下颌骨骨折后发生骨折段移位的因素主要取决于骨折部位、外力大小和方向,骨折线方向和倾斜度、骨折线上是否有牙及附着肌群的牵拉作用等。颏孔部骨折时,前骨折段常因降颌肌群的牵拉作用而向下移位,后骨折段常因升颌肌群的牵拉而向上移位。颏部粉碎性骨折时,中部骨折段由于颏舌肌、颏舌骨肌牵拉而向后移位;两侧骨折段由于下颌舌骨肌、舌骨舌肌的牵拉向中线移位,使下颌骨前部弓形变窄。髁突骨折后,常因翼外肌牵拉向前内方移位,同时下颌支因升颌肌群牵拉而向上移位,出现前牙不能闭合的状态。如双侧髁状突骨折,则前牙开瘢更加明显。

（2）咬合错乱：咬合错乱是颌骨骨折最常见的体征，对颌骨骨折的诊断与治疗有重要意义。即使骨折段仅有轻度移位，也可出现咬合错乱而影响功能。

5. 简述颌骨骨折的治疗原则。

答：颌骨骨折的治疗原则是尽早复位和固定，恢复正常咬合和面型的对称性，同时使用防止感染、镇痛、合理营养、增强全身抵抗力等方法，为骨折的愈合创造良好条件。包括复位和外固定，如牙间结扎固定、单颌牙弓夹板固定、颌间固定；目前更为常用的方法是手术切开复位和坚固内固定。

6. 简述颧骨颧弓骨折的治疗原则。

答：凡有开口受限、影响功能的伤员，均应进行复位；对塌陷畸形严重者，尽管没有功能障碍，也应复位。复位包括以下几种方法：（1）口内切开复位法；（2）面部小切口切开复位法；（3）颞部切开复位法；（4）巾钳牵拉法；（5）冠状切口切开复位法。

7. 舌部损伤的处理原则有哪些？

答：（1）缝合时，应最大限度地保持舌的纵长度，以免引起功能障碍。（2）清创缝合时应避免与口底和牙龈粘连，应先缝合舌组织，其余创面可视情况进行转瓣或游离植皮以关闭创面。（3）舌组织较脆，在缝合时应采用大针粗线，缝合进针点应距离创缘至少 5 mm 以上，并多带深层组织和作贯穿缝合。

8. 根据病因，简述口腔颌面部损伤所引起窒息急救时常用的处理方法。

答：（1）阻塞性窒息的处理方法是①异物阻塞咽喉部：应迅速用手指或器材取出堵塞物；②组织移位：如为上颌骨横断性骨折，急救时应采用压舌板、筷子等横放于双侧前磨牙部位，将上颌骨向上提吊，并将两端固定于头部绷带上；如为下颌骨颏部粉碎性骨折或颏部双骨折，应在舌尖后约 2 cm 处用粗线或大别针穿过全层舌组织，将舌拉出口外，并使患者的头偏向一侧或采取俯卧位；③组织肿胀：应尽快经口腔或鼻腔插入通气导管；如情况紧急，不能找到通气导管时，应尽快行环甲膜切开术；如情况紧急，可用粗针头由环甲膜刺入气管内，以解除窒息。（2）吸入性窒息的处理方法是应立即行气管切开术，通过气管导管，充分吸出气管、支气管等内的阻塞物。

（刘彦普）

第十一章
颞下颌关节常见病

【学习目标】

1. 掌握　颞下颌关节紊乱病双轴诊断的分类、临床表现及治疗原则;颞下颌关节脱位的分类、临床表现及治疗原则;颞下颌关节强直的病因、分类、临床表现及治疗原则。

2. 熟悉　颞下颌关节紊乱病的病因;颞下颌关节其他疾病包括关节感染、损伤、先天性或发育性畸形以及肿瘤的概念。

3. 了解　颞下颌关节成形术的手术原则;阻塞性睡眠呼吸暂停低通气综合征的概念、临床表现。

【内容提要】

颞下颌关节是颌面部具有转动和滑动运动的左右联动关节,其解剖和运动都是人体最为复杂的关节之一。颞下颌关节的主要功能是参与咀嚼、言语、吞咽和表情等活动。在咀嚼运动时,关节要承受压力;而在言语、歌唱、表情时,关节运动又需要非常灵活。因此,颞下颌关节的解剖结构是既稳定又灵活。

本章主要叙述颞下颌关节疾病中较为常见的疾病——颞下颌关节紊乱病、颞下颌关节脱位和颞下颌关节强直以及颞下颌关节其他疾病。颞下颌关节疾病中以颞下颌关节紊乱病为多见。以上这些疾病的诊断、鉴别诊断和治疗往往涉及多个学科,并且都会影响颞下颌关节的正常功能以及影响颌面部正常发育,造成口腔颌面部畸形等。

1. 颞下颌关节紊乱病　并非指单一疾病,是一类病因尚未完全清楚而又有共同发病因素和临床主要症状的一组疾病的总称。一般都有颞下颌关节区及相应的软组织包括肌痛;下颌运动异常和伴有功能障碍以及关节弹响、破碎音及杂音等三类症状。

2. 颞下颌关节脱位　髁突滑出颞下颌关节窝以外,超越了关节运动的正常限度,以至不能自行复回原位。

3. 颞下颌关节强直　因器质性病变导致长期开口困难或完全不能开口。临床上分为两类:第一类是由于一侧或两侧关节内发生病变,最后造成关节内纤维性或骨性粘连,称为关节内强直,又称真性关节强直;第二类病变是在关节外上、下颌间皮肤、黏膜或深层组织,又称假性关节强直。

【习题】

一、名词解释

1. 颞下颌关节紊乱病

2. 颞下颌关节可复性盘前移位和不可复性盘前移位

3. 颞下颌关节脱位

4. 颞下颌关节强直

5. 阻塞性睡眠呼吸暂停低通气综合征

二、选择题

【A1 型题】

1. 颞下颌关节的功能面为

　　A. 关节结节后斜面和髁突后斜面　　　　B. 关节结节前斜面和喙突后斜面

　　C. 关节结节后斜面和髁突前斜面　　　　D. 关节结节前斜面和髁突前斜面

　　E. 关节结节后斜面和喙突前斜面

2. 颞下颌关节紊乱病是口腔颌面部常见病之一,患病率、就诊率最高的年龄段是

　　A. 20 岁以下　　　　　B. 20 ～ 30 岁　　　　　C. 30 ～ 40 岁

　　D. 40 ～ 50 岁　　　　E. 50 岁以上

3. 在颞下颌关节紊乱病中,疼痛有"扳机点"的是

　　A. 翼外肌功能亢进　　　B. 翼外肌痉挛　　　　C. 不可复性关节盘前移位

　　D. 骨关节病　　　　　　E. 肌筋膜痛

4. 关于不可复性关节盘前移位临床特点的叙述中,错误的是

　　A. 典型的关节弹响病史,继之有间断性关节绞锁史

　　B. 进而弹响消失,开口受限

　　C. 开口时下颌偏向健侧

　　D. 测被动开口度时,开口度不能增大

　　E. X 线片显示关节前间隙增宽

5. 颞下颌关节紊乱病的炎性疾病类的主要症状和翼外肌痉挛相似,唯一不同点是

　　A. 炎性疾病类可发生弹响　　　　　　B. 炎性疾病类开口型不偏

　　C. 炎性疾病类开口度正常　　　　　　D. 炎性疾病类无开口咀嚼痛

　　E. 炎性疾病类疼痛位于髁突后方,有明显压痛

6. 关节盘穿孔破裂时弹响杂音的特点是

　　A. 开口初闭口末清脆单声弹响　　　　B. 多声破碎杂音

　　C. 开口末闭口初清脆单声弹响　　　　D. 一般无弹响杂音

　　E. 多声清脆弹响

7. 颞下颌关节前脱位后,口内手法复位的用力方向为

　　A. 向上、后　　　　　B. 向下、后　　　　　C. 向下、前

　　D. 向前、上、后　　　E. 向下、上、前

8. 关于双侧颞下颌关节急性前脱位的叙述,错误的是

　　A. 下颌前伸,颏部前突

B. 前牙开𬌗,不能闭口

C. 必要时做 X 线检查排除髁突骨折

D. 耳屏前肿胀,后牙接触

E. 复位后应限制下颌运动 2 ~ 3 周

9. 颞下颌关节感染的来源**不包括**

A. 血源性　　　　B. 损伤性　　　　C. 邻近组织扩散

D. 特异性感染　　E. 牙源性

10. 关于颞下颌关节内强直的病因,**错误**的是

A. 关节内出血不会引起　　　　B. 髁突骨折可引起

C. 产钳或经产道损伤可引起　　D. 邻近组织疾病的继发最多见

E. 放射治疗直接照射关节区也可引起关节强直

【A2 型题】

11. 女,32 岁。开口中度受限,被动开口度大于自然开口度,左侧关节区深部疼痛,相当于下关穴处有压痛,开口型偏左。应考虑的诊断是

A. 左侧翼外肌痉挛　　　　　　B. 右侧翼外肌功能亢进

C. 左侧不可复性关节盘前移位　D. 左侧关节盘后区损伤

E. 左侧可复性关节盘前移位

12. 男,34 岁。左侧颞下颌关节开口初、闭口末有单声清脆弹响,紧咬牙时左侧关节区疼痛,开口度正常。X 线片显示左侧关节后间隙明显变小。正确的诊断是

A. 左侧翼外肌痉挛　　　　　　B. 左侧关节盘穿孔或破裂

C. 不可复性关节盘前移位　　　D. 左侧关节盘移位,髁突后移

E. 左侧关节盘移位,髁突前移

13. 男,72 岁。打哈欠后突然下颌不能闭合,流涎,下颌中线偏向一侧。首先考虑的诊断是

A. 颞下颌关节侧方脱位　　　　B. 颞下颌关节急性前脱位

C. 颞下颌关节复发性脱位　　　D. 颞下颌关节陈旧性脱位

E. 颞下颌关节急性后脱位

14. 男,12 岁。化脓性中耳炎治愈后出现进行性开口困难,后完全不能开口,下颌畸形随年龄增长而日益明显。其表现应该是

A. 患侧下颌体、下颌支长,面部外观丰满

B. 患侧下颌体、下颌支短小,面部外观丰满

C. 颏部偏向健侧,健侧面部扁平、狭长

D. 颏部偏向患侧,患侧面部扁平、狭长

E. 颏部偏向健侧,健侧面部外观丰满

15. 女,58 岁。曾有坏疽性口炎病史,现开口受限,在上颌结节与下颌支之间可触及条索状区域。X 线片显示颞下颌关节结构正常。最可能的诊断是

A. 咀嚼肌痉挛　　　B. 颞下颌关节内强直　　　C. 颌间瘢痕挛缩

D. 破伤风牙关紧闭　E. 癔症性牙关紧闭

【A3/A4 型题】

(16 ~ 21 题共用题干)

女,35 岁。开口受限 1 年,既往有关节弹响史。查体:开口度 1 指半,开口型左偏。

16. 首先应进行的影像学检查是
    A. 磁共振　　　　　　　　B. 关节造影　　　　　　　　C. 锥形束 CT
    D. 超声检查　　　　　　　E. 全景 X 线片

17. 下列表现中,**不属于**颞下颌关节紊乱病的表现是
    A. 关节间隙改变　　　　　B. 两侧关节形态不对称　　　C. 髁突骨质硬化
    D. 髁突运动度改变　　　　E. 关节结构为"T"形致密团块影像

18. 影像学检查发现颞下颌关节盘形态异常,结构不完整,应进一步进行的检查是
    A. 全景 X 线片　　　　　　B. 锥形束 CT　　　　　　　C. 磁共振
    D. 超声检查　　　　　　　E. 颞下颌关节造影

19. 影像学检查显示,左侧颞下颌关节闭口位时,关节盘后带位于髁突横嵴前方;开口位时见髁突前方的关节盘变形。应诊断为
    A. 不可复性关节盘前移位　　　　　　B. 可复性关节盘前移位
    C. 关节盘内移位　　　　　　　　　　D. 关节盘附丽松弛
    E. 关节肿瘤

20. 颞下颌关节闭口位片的正常影像是
    A. 关节盘后带恰位于髁突横嵴前方　　B. 关节盘后带恰位于髁突横嵴前方
    C. 关节盘后带恰位于髁突横嵴之上　　D. 关节盘中带恰对髁突横嵴
    E. 关节盘前带恰位于髁突横嵴

21. 不可复性关节盘前移位的治疗原则是
    A. 调节翼外肌功能
    B. 先使不可复性关节盘前移位变为可复性关节盘前移位,再按可复性关节盘前移位的治疗原则治疗
    C. 解除肌痉挛
    D. 解除肌痉挛配合镇痛治疗
    E. 摘除关节盘

【B1 型题】

(22 ~ 27 题共用备选答案)
    A. 骨关节病　　　　　　　　　　B. 翼外肌痉挛
    C. 可复性关节盘前移位　　　　　D. 不可复性关节盘前移位
    E. 关节盘穿孔或破裂

22. 开口中度受限,开口、前伸运动时,患侧颞下深区疼痛,开口型偏患侧,此表现符合

23. 右侧颞下颌关节疼痛半年,咀嚼开口运动时疼痛加重,关节区有压痛,开口运动时可闻及连续摩擦音,开口型偏向右侧,应诊断为

24. 左侧颞下颌关节疼痛不适半年,开口轻度受限,关节区有压痛,开口型歪曲,开闭口运动时可听及多声破碎音,应诊断为

25. 左侧颞下颌关节弹响 1 年,无明显疼痛,检查见开口度正常,开口初和闭口末可闻及往返弹响,关节区轻微压痛,X 线片显示关节后间隙边窄,前间隙变宽,此表现符合

26. 左侧颞下颌关节弹响 1 年,近 1 周弹响消失,开口受限,关节区疼痛,开口型偏向左侧,检查被动开口度不能增大,应诊断为

27. 颞下颌关节上腔造影发现关节下腔有造影剂影像,其原因可能是

三、简答题

1. 简述颞下颌关节紊乱病的防治原则。

2. 简述开口受限的鉴别诊断。

3. 简述颞下颌关节内、外强直的鉴别诊断。

4. 简述颞下颌关节急性前脱位和复发性脱位的临床表现和治疗原则。

5. 影响颞下颌关节强直术后复发的因素有哪些?

【参考答案】

一、名词解释

1. 颞下颌关节紊乱病:颞下颌关节紊乱病是由精神因素、社会心理因素、外伤、微小创伤、殆因素、免疫等多因素导致的颞下颌关节及咀嚼肌群出现功能、结构与器质性改变的一组疾病总称。

2. 颞下颌关节可复性盘前移位和不可复性盘前移位:可复性盘前移位在开闭口运动中常伴有弹响,开口运动或咀嚼时无明显疼痛,开口度可基本正常,开口型大多先偏向患侧后正常,也有开口型正常者。磁共振及关节造影显示闭口位关节盘后带位于髁突横嵴的前方,开口位时关节盘与髁突关系恢复正常。不可复性盘前移位临床上往往有开口受限,一般不伴有弹响,有开闭口运动的关节区疼痛,开口型偏向患侧,磁共振检查以及关节造影可见关节盘在开、闭口位始终位于髁突前方。

3. 颞下颌关节脱位:是指髁突与关节窝、关节结节或关节盘之间完全分离,不能自行回复到正常关节窝中的位置,称为关节脱位。临床上以前脱位较常见。

4. 颞下颌关节强直:因关节及关节周围组织器质性病变造成开口困难或完全不能开口者,称为颞下颌关节强直。根据病变的部位分为关节内强直、关节外强直和混合性关节强直。

5. 阻塞性睡眠呼吸暂停低通气综合征:英文简称"OSAHS",是指睡眠7小时呼吸暂停和低通气至少有30次,或每小时睡眠呼吸暂停和低通气大于5次,同时白天有困倦等症状。分为阻塞性、中枢性和混合性睡眠呼吸暂停。颞下颌关节骨性强直导致整个下颌发育障碍,可继发阻塞性睡眠呼吸暂停低通气综合征。临床表现为患者入睡后大声打鼾,入睡前幻觉,入睡后肢体痉挛和窒息后憋醒,白天嗜睡、疲乏,晨起有头痛、恶心,智力下降,记忆力减退和性格改变等。部分患者合并肥胖、高血压,严重者可发展为肺心病、心律失常甚至夜间猝死。

二、选择题

【A1型题】

1. C　2. B　3. E　4. C　5. E　6. B　7. B　8. D　9. E　10. A

【A2型题】

11. A　12. D　13. B　14. B　15. C

【A3/A4型题】

16. A　17. E　18. E　19. A　20. C　21. B

【B1型题】

22. B　23. A　24. E　25. C　26. D　27. E

三、简答题

1. 简述颞下颌关节紊乱病的防治原则。

答:(1)以保守治疗为主,采用对症治疗和消除或减弱致病因素的综合治疗。包括减弱和消除可能造成关节内微小创伤的因素(如创伤、经常吃硬食物等)以及减弱和消除自身免疫反应,如清洗关节腔内免疫复合物、皮质激素类药物关节腔内注射等。

(2)治疗关节局部症状的同时,应改进全身状况和患者的精神状态,包括积极的心理支持治疗。

(3)对患者进行相关医学教育,有时需要反复进行,使患者能够理解本病的性质,相关的发病因素以及有关的下颌运动知识,以便进行自我治疗,自我保护关节,改变不良生活行为。

(4)遵循一个合理、合乎逻辑的治疗程序。治疗程序应先用可逆性保守治疗,如服药、理疗、封闭、殆板等;然后用不可逆性保守治疗,如调殆、正畸矫治等;最后选用关节镜外科和各种手术治疗。当然,如果由明显殆因素引起,应首选相应的殆学治疗;或有明显手术适应证者,也可先采用手术治疗,但应严格掌握适应证。

2. 简述开口受限的鉴别诊断。

答: 开口受限是颞下颌关节紊乱病主要症状之一,但诸多疾病均可引起此症状。对于存在开口受限的患者,应特别注意鉴别诊断,以避免误诊、漏诊。一般而言,可引起开口受限的疾病分为两大类,即关节内疾病或全身性疾病累及关节和关节外疾病。

(1)关节内疾病及全身性疾病累及关节:包括不同类型的关节盘移位,特别是不可复性关节盘前移位;滑膜炎和(或)关节囊炎;化脓性关节炎;关节结核;创伤性关节炎;类风湿性关节炎、关节炎型银屑病、强直性脊柱炎累及颞下颌关节;髁突发育异常(如髁突发育肥大,髁突发育不良及双髁突畸形等);关节强直;关节囊肿及肿瘤等。

(2)关节外疾病:多种颞下颌关节以外的疾病同样可导致开口受限,如多种肌病,包括炎性肌病,某些药物导致的肌病,纤维性肌病,放射性肌挛缩等;颌面部感染,如智牙冠周炎,颌面部间隙感染,颌骨化脓性骨髓炎等;颌面骨骨折,特别是颧骨、颧弓骨折;颌面部瘢痕,如颌间瘢痕挛缩、烧伤、放射治疗等所导致的关节周围及(或)颌面深部瘢痕等;破伤风导致咀嚼肌痉挛;癔症性牙关紧闭;冠突过长及关节外肿瘤(如颞下窝肿瘤、翼腭窝肿瘤、上颌窦后壁癌、腮腺恶性肿瘤、鼻咽癌)等。

3. 简述颞下颌关节内、外强直的鉴别诊断。

答:关节内强直是关节内发生病变,最后造成关节内的纤维性或骨性粘连;而关节外强直是关节外上、下颌间皮肤、黏膜或深层组织发生的病变,两者鉴别要点见表11-1。

表 11-1　颞下颌关节内、外强直的鉴别诊断

鉴别点	关节内强直	关节外强直
病史	化脓性炎症、关节损伤史	口腔溃疡、颌骨骨折、烧伤及放射治疗史
颌间瘢痕	无	有
面下部发育	严重畸形(成年后患病可不明显)	畸形较轻(成年后患病无影响)
咬合关系	严重错乱(成年后患病可不明显)	轻度错乱(成年后患病无影响)
X 线表现	骨性纤维强直表现为关节间隙消失,关节部融合呈骨球状;纤维性强直表现为关节间隙存在但模糊	关节部正常,上颌与下颌之间间隙可以变窄,密度增高

4. 简述颞下颌关节急性前脱位和复发性脱位的临床表现和治疗原则。

答:(1)急性关节前脱位

1)临床表现:急性前脱位可为单侧,也可为双侧。双侧脱位的症状包括:①下颌运动异常,患

者呈开口状,不能闭口,唾液外流,言语不清,咀嚼和吞咽均有困难;检测时可见前牙呈开𬌗、反𬌗,仅在磨牙区有部分牙接触。②下颌前伸,两颊变平,因此脸形也相应变长。③因髁突脱位,耳屏前方触诊有凹陷,在颧弓下可触到脱位的髁突。X线片可见髁突脱位于关节结节前上方。单侧急性前脱位的症状类似,只是以上症状显示在患侧,患者开闭口困难,颏部中线及下前切牙中线偏向健侧,健侧后牙呈反𬌗。

2) 治疗原则:颞下颌关节急性脱位后,应及时复位,否则在脱位髁突周围和关节窝内逐渐有纤维组织增生后,则难以复位。复位后应限制下颌运动2～3周。

(2) 复发性脱位

1) 临床表现:复发性脱位可为单侧,也可为双侧。其临床表现与急性前脱位相同。有时几个月发作一次,有时一个月发作几次。顽固性、复发性脱位患者,仅轻微的下颌运动即可发作,甚至一天数次。

2) 治疗原则:对于复发性关节脱位,单纯限制下颌活动不能达到防止再脱位的目的。一般可注射硬化剂,若硬化剂治疗无效,可采用手术治疗,如关节镜手术、关节结节增高术、关节囊紧缩及关节结节凿平术等。

5. 影响颞下颌关节强直术后复发的因素有哪些?

答:影响术后复发的因素有以下6方面。

(1) 年龄:儿童期手术复发率高,与成骨作用旺盛、难以坚持开口训练有关。

(2) 切骨的多少:切骨越多,两骨断端接触机会越小,复发的可能性小,但易导致咬合关系错乱。

(3) 插补物的作用:关节间隙填入各种组织或代用品,复发率要低。

(4) 骨膜对复发的作用:术中切除内侧骨膜可降低复发率。

(5) 术后开口训练:术后有效的开口训练可减少复发,术后1周开始训练,至少坚持6个月。

(6) 关节强直程度的手术操作:关节强直严重程度决定手术的难易和创伤大小,与复发密切相关;术中创伤小、止血完善、减少死腔、预防感染可减少复发。

(龙 星)

第十二章
唾液腺常见疾病

【学习目标】

1. 掌握 常见唾液腺炎症性疾病的临床表现与治疗方法;急性化脓性腮腺炎、儿童慢性复发性腮腺炎与流行性腮腺炎、牙源性咬肌间隙感染的鉴别诊断;慢性阻塞性腮腺炎与下颌下腺炎的病因。
2. 熟悉 舍格伦综合征的临床表现;唾液腺常见良性肿瘤、恶性肿瘤的临床表现。
3. 了解 舍格伦综合征的治疗方法;唾液腺肿瘤的治疗方法。

【内容提要】

唾液腺由腮腺、下颌下腺、舌下腺 3 对大唾液腺和位于唇、口腔、咽腔等部位的无数小唾液腺组成。常见疾病主要有炎症、囊肿和肿瘤,另外还有自身免疫性疾病在唾液腺的表现——舍格伦综合征。

一、唾液腺炎症

唾液腺炎症的基本发病机制是腺体分泌减少或唾液潴留导致的病原微生物感染,最常见的原因是导管结石,最常见的病原微生物是细菌。腮腺还可以由病毒感染引起,称为流行性腮腺炎。

唾液腺炎基本上只见于腮腺和下颌下腺。与人体的其他部位感染类似,表现为不同程度的红、肿、热、痛和功能障碍;导管口有脓液、进食综合征是唾液腺炎症特有的表现。

临床上根据唾液腺炎症的早期、急性期和慢性期,采取不同的治疗策略:保守治疗(促进唾液分泌与排空)、去除病因(取出结石)、切开引流、切除腺体、抗感染治疗。

(一) 急性化脓性腮腺炎
1. 病因 腮腺分泌唾液减少而引起的逆行性细菌感染,病源微生物以葡萄球菌、链球菌为常见。
2. 临床表现 以耳垂为中心的红、肿、热、痛。腮腺导管口红肿、有脓液溢出。
3. 鉴别诊断 需与病毒感染引起的流行性腮腺炎(表 12-1)、牙源性咬肌间隙感染鉴别。

表 12-1 急性化脓性腮腺炎与流行性腮腺炎的鉴别诊断

	急性化脓性腮腺炎	慢性复发性腮腺炎	流行性腮腺炎
致病微生物	细菌	细菌	病毒
患病人群	唾液分泌减少者(例如腹部大手术后)	5岁左右儿童多见,男性多见	有传染接触史的儿童
单侧或双侧受累	单侧多见,双侧同时发生者少见	单侧	常双侧受累
腮腺导管口	红肿、有脓液	红肿、有脓液	无红肿、分泌液清亮
外周血检查	白细胞总数增加、中性粒细胞比例上升、核左移	反复发作,急性期可有白细胞总数增加、中性粒细胞比例上升、核左移	白细胞总数正常,淋巴细胞比例增加

4. 治疗　抗生素治疗,局部切开引流。

(二)慢性复发性腮腺炎

1. 病因　导管口黏膜损伤或导管结石而引起的腮腺内唾液瘀滞。

2. 临床表现　5岁左右的儿童多见,也是以耳垂为中心的红、肿、热、痛。腮腺导管口红肿、有脓液溢出。

3. 鉴别诊断　流行性腮腺炎、舍格伦综合征。

4. 治疗　有自愈性,大多数在青春期后痊愈。急性期用抗生素治疗;慢性期局部按摩腮腺区,协助排空唾液。

(三)慢性阻塞性腮腺炎

1. 病因　儿童腮腺先天性结构异常或免疫缺陷引发的逆行性细菌感染。

2. 临床表现　腮腺区反复肿胀。可以有唾液腺炎症的特有表现——导管口红肿有脓液,进食综合征。有的是晨起感腮腺区肿胀、稍加按摩时有咸味。

3. 鉴别诊断　复发性腮腺炎、舍格伦综合征伴感染。

4. 治疗　有自愈性,大多数在青春期后痊愈。急性期用抗生素治疗;慢性期局部按摩腮腺区,协助排空唾液。

(四)唾液腺结石和下颌下腺炎

1. 病因　唾液腺结石形成的可能有局部因素(异物、炎症等)和全身因素(机体无机盐代谢)。

2. 临床表现　唾液腺炎症特有的表现——导管口红肿,进食综合征。双合诊检查可见口底区硬结(结石)。在慢性期,表现为下颌下区肿物,反复感染所致。

3. 诊断　依据病史(进食综合征)、临床检查(导管口红肿、有脓液溢出)、影像学检查(X线片、CT等)而做出。

4. 治疗　保守治疗,促进唾液分泌。导管前部结石,手术取石。导管后部或腺体内结石,内镜下取石。无法取石或经久不愈者,手术摘除下颌下腺。

二、舍格伦综合征

舍格伦综合征是一种自身免疫性疾病,特点是外分泌腺(唾液腺、泪腺等)进行性破坏。临床表现为口干、眼干。唾液腺弥漫性肿大以腮腺最常见,腺体内偶可触及肿块。

局限于外分泌腺者,称为原发性舍格伦综合征;同时伴有其他自身免疫性疾病者,称为继续性舍格伦综合征。

治疗:主要是对症治疗,例如以人工唾液润湿口腔,用催唾剂(环戊硫酮)刺激唾液分泌。类肿瘤型舍格伦综合征,应手术切除受累腺体。

三、唾液腺黏液囊肿

(一)黏液囊肿

好发于下唇与舌尖腹侧。似水泡样肿物,半透明,软而有弹性。内容物为蛋清液——透明黏稠液体。

(二)舌下腺囊肿

根据囊肿位置是否在口腔内,分为3类:单纯型、口外型、哑铃型。治疗方法是切除产生囊肿的舌下腺,或者做袋形缝合术。

四、唾液腺肿瘤

绝大多数唾液腺肿瘤是上皮性肿瘤,病理类型非常复杂。根据病史,结合 B 超、CT 或 MRI 等影像学检查和细针取细胞学检查,可大致诊断。大唾液腺肿瘤禁忌切取活检。

(一)唾液腺良性肿瘤

唾液腺肿瘤中,良性肿瘤占75%左右,其中以多形性腺瘤及沃辛瘤最常见。治疗方法是手术切除。

1. 多形性腺瘤　又称混合瘤,多见于 30～50 岁女性。最好发于腮腺,其次为下颌下腺,发生于小唾液腺者,以腭部为常见。肿瘤边界清楚,质地中等,常为结节状。需要手术切除,不能做简单的"剜除术",否则肿瘤破裂,易种植性复发。

2. 沃辛瘤　又称腺淋巴瘤,多见于中老年男性,患者常有吸烟史。好发于腮腺下极,可有消长史。扪诊肿瘤呈圆形或软圆形,表面光滑,质地软。手术切除是基本方法。

(二)唾液腺恶性肿瘤

恶性肿瘤占唾液腺肿瘤的25%,以黏液表皮样癌和腺样囊性癌为最常见。

1. 黏液表皮样癌　女性多见,腮腺居多,其次为下颌下腺。磨牙后区小唾液腺肿瘤常为黏液表皮样癌,临床表现与预后与肿瘤的分化程度有关。需要手术切除。

2. 腺样囊性癌　过去曾称"圆柱瘤",常见于腭部小唾液腺和腮腺。发生于舌下腺的肿瘤,多数是腺样囊性癌。肿瘤侵袭性强,容易沿神经血管扩散。预后与肿瘤的组织学形态有关。需要手术切除,配合术后放疗。

【习题】

一、名词解释
1. 进食综合征
2. 舍格伦综合征
3. 口外型舌下腺囊肿
4. 多形性腺瘤
二、选择题
【A1 型题】
1. 导管口不红肿、无脓液溢出的唾液腺炎是

A. 慢性阻塞性腮腺炎　　B. 慢性复发性腮腺炎　　C. 急性化脓性腮腺炎

D. 流行性腮腺炎　　　　E. 下颌下腺炎

2. 舍格伦综合征唾液腺肿大最常见于

   A. 腮腺　　　　　　　　B. 下颌下腺　　　　　　C. 舌下腺

   D. 唇腺　　　　　　　　E. 泪腺

3. 腮腺腺淋巴瘤是

   A. 常见于腮腺后下极的良性肿瘤　　　　B. 腮腺良性肥大

   C. 部分病例可发生恶变　　　　　　　　D. 发生于腮腺腺体的淋巴瘤

   E. 类肿瘤型舍格伦综合征

4. 关于唾液腺肿瘤流行病学的描述,正确的是

   A. 总体上以恶性肿瘤为主　　　　　　　B. 多数来源于间叶组织

   C. 舌下腺肿瘤以恶性为主　　　　　　　D. 恶性肿瘤以鳞状细胞癌为主

   E. 好发于年轻人

【A2 型题】

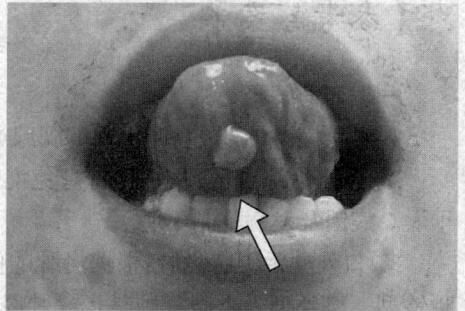

5. 男,26 岁。舌尖下肿物 10 个月。有消长史,无明显疼痛。查体:舌尖腹侧有似水泡样肿物,半透明,软而有弹性(见右图,箭头所指)。最可能的诊断是

   A. 血管畸形　　　　　　B. 淋巴管畸形

   C. 黏液囊肿　　　　　　D. 黏膜脓肿

   E. 黏液表皮样癌

【A3/A4 型题】

(6 ~ 8 题共用题干)

女,45 岁。左腮腺区肿物术后复发 5 年。5 年前,因耳垂后下方肿物,于当地行手术治疗。家属诉说曾见过带有"白线"的肿物标本。患者手术后嘴歪眼斜,至今未恢复。查体:左侧腮腺区触及多个肿物,耳垂附近有长约 3 cm 的手术瘢痕。

6. 该肿物最可能的病理诊断是

   A. 多形性腺瘤　　　　　B. 沃辛瘤　　　　　　　C. 基底细胞腺瘤

   D. 腺样囊性癌　　　　　E. 第一鳃裂囊肿

7. 肿瘤标本上的"白线"可能是

   A. 面神经　　　　　　　B. 腮腺导管　　　　　　C. 耳后动脉

   D. 颈外静脉　　　　　　E. 腮腺咬肌筋膜

8. 关于肿瘤复发原因的描述,最符合的是

   A. 手术采用的切口太短,手术中显露不足

   B. 肿瘤位置深,深面的肿瘤未被切除

   C. 肿瘤有多个,未能全部切除,残余肿瘤复发

   D. 肿瘤转移到腮腺内的淋巴结

   E. 采用剜除术,肿瘤破裂,种植性复发

【B1 型题】

(9 ~ 13 题共用备选答案)

   A. 多形性腺瘤(混合瘤)　　　　　　　　B. 沃辛瘤(腺淋巴瘤)

　　C. 黏液表皮样癌　　　　　　　　　　　D. 腺样囊性癌（圆柱瘤）

　　E. 类肿瘤型舍格伦综合征

9. **不可能**恶变的唾液腺良性肿瘤是

10. 可能转化为淋巴瘤的是

11. 属于临界瘤的是

12. 发生于舌下腺的肿瘤，多数是

13. 磨牙后区小唾液腺肿瘤，最可能是

三、简答题

1. 简述腮腺炎症的临床特点。

2. 如何鉴别急性化脓性腮腺炎、流行性腮腺炎？

3. 试述急性化脓性腮腺炎切开引流的指征。

4. 大唾液腺肿瘤为什么不能切取活检？

【参考答案】

一、名词解释

1. 进食综合征：进食时出现的腮腺或下颌下腺肿胀，见于阻塞性腮腺炎、下颌下腺炎。

2. 舍格伦综合征：是一种自身免疫性疾病，特征表现为外分泌腺进行性破坏，导致黏膜、结膜干燥。病因及发病机制不明。

3. 口外型舌下腺囊肿：根据囊肿的位置是否在口腔内，舌下腺囊肿分为3类，单纯型、口外型、哑铃型。口外型舌下腺囊肿是指囊肿经下颌舌骨肌与舌骨舌肌之间突入下颌下、颏下和颈部其他部位，与囊肿过大、下颌舌骨肌发育缺陷有关。

4. 多形性腺瘤：又称为混合瘤，是最常见的唾液腺良性肿瘤。常见于腮腺，多见于中年女性。

二、选择题

【A1型题】

1. D　　2. A　　3. A　　4. C

【A2型题】

5. C

【A3/A4型题】

6. A　　7. A　　8. E

【B1型题】

9. B　　10. E　　11. A　　12. D　　13. C

三、简答题

1. 简述腮腺炎症的临床特点。

答：(1) 不同程度的红、肿、热、痛；(2) 功能障碍：进食综合征是唾液腺炎症特有的表现。(3) 导管口有脓液。

2. 如何鉴别急性化脓性腮腺炎、流行性腮腺炎？

答：鉴别急性化脓性腮腺炎、流行性腮腺炎：急性化脓性腮腺炎症状重，导管口常红肿、有脓液溢出。血常规检查为急性感染的表现。流行性腮腺炎常双侧同时发生，伴发热，腮腺导管口分泌正常。血常规检查一般白细胞计数正常。

3. 试述急性化脓性腮腺炎切开引流的指征。

答：急性化脓性腮腺炎已经化脓时，必须切开引流。其指征是局部有明显的凹陷性水肿，局部有跳痛并有局限性压痛点；穿刺抽出脓液或腮腺导管口有脓液排出；全身感染中毒症状明显。

4. 大唾液腺肿瘤为什么不能切取活检？

答：大唾液腺肿瘤不能切取活检的原因是位置较深，肿瘤容易破裂，引起种植性复发。

（郭传瑸　王佃灿）

第十三章
口腔颌面部肿瘤

【学习目标】

1. 掌握　口腔颌面部肿瘤的基本概念(发生、发展规律、病理分类、临床分类、分期等)以及各种诊断预防措施和治疗原则;口腔颌面部囊肿、良性肿瘤和瘤样病变包括成釉细胞瘤、牙源性角化囊肿,血管瘤及脉管畸形、鳃裂囊肿、甲状舌管囊肿的临床表现、诊断、鉴别诊断及治疗原则;恶性肿瘤包括舌癌、牙龈癌和颊黏膜癌的临床诊断和治疗原则。

2. 熟悉　骨化性纤维瘤、神经纤维瘤、神经鞘瘤及其他颌骨囊肿的临床表现、诊断及治疗原则;口腔颌面部恶性肿瘤的放疗及化疗方法;恶性黑色素癌和恶性淋巴瘤的诊断及治疗原则。

3. 了解　口腔颌面部肿瘤的免疫治疗及其他治疗方法;腭癌、唇癌、浆细胞肉瘤、骨肉瘤、皮肤癌的临床特点及治疗原则。

【内容摘要】

口腔颌面部肿瘤的诊治是口腔颌面外科学的重要组成部分,从肿瘤的发生部位、种类和治疗等方面来说,口腔颌面部肿瘤是头颈肿瘤的重要组成部分,根据国际抗癌联盟(UICC)建议应用于临床的分类中,头颈部癌瘤正式分为七大解剖部位,即唇、口腔、上颌窦、咽(鼻咽、口咽、喉咽)、唾液腺、喉和甲状腺,其中大部分位于口腔颌面部。口腔颌面部肿瘤在不同类型、不同地区间的发病率与患病率有较大差别,良性多于恶性,男性多于女性,良性肿瘤以牙源性和上皮源性多见,恶性肿瘤以上皮源性居多,良恶性肿瘤的发病部位不尽相同。

本章主要叙述口腔颌面部肿瘤的基本概念以及各种诊断预防措施和治疗原则,包括口腔颌面部囊肿、良性肿瘤和瘤样病变及口腔颌面部恶性肿瘤的临床表现、诊断、鉴别诊断及治疗原则。目前,口腔颌面部及相关颈部病变的多学科合作的综合序列治疗和术后功能重建已成为口颌面外科的重要内容,口腔颌面外科在头颈部肿瘤的治疗中具有不可替代的地位。

【习题】

一、名词解释
1. 骨化性纤维瘤
2. 牙源性肿瘤

92

3. 含牙囊肿

4. 牙龈瘤

5. 正中囊肿

二、选择题

【A1 型题】

1. 成釉细胞瘤被认为临界瘤,其原因是
    A. 有局部浸润性
    B. 易远处转移
    C. 易感染
    D. 易出血
    E. 易恶变

2. 痣样基底细胞癌综合征的表现**不包括**
    A. 多发性角化囊肿
    B. 皮肤基底细胞痣
    C. 易伴发成釉细胞瘤
    D. 小脑镰钙化
    E. 分叉肋

3. **不属于**口腔癌"无瘤"手术要求的是
    A. 保证手术在正常组织内进行
    B. 避免切破肿瘤,勿挤压瘤体
    C. 分块挖出,暴露的肿瘤面覆以纱布、缝包
    D. 创口缝合前大量盐水冲洗,化疗药物湿敷
    E. 创口缝合时更换手套及器械

4. 发生液性病变时可穿刺出不凝固血性液体的肿瘤是
    A. 血管肉皮瘤
    B. 成釉细胞瘤
    C. 骨肉瘤
    D. 神经鞘瘤
    E. 神经纤维瘤

5. 较易发生淋巴结转移的肿瘤是
    A. 唇癌
    B. 基底细胞腺癌
    C. 舌癌
    D. 多形性腺瘤
    E. 腺淋巴瘤

6. 容易早期发生肺部转移的口腔颌面部肿瘤是
    A. 牙龈癌
    B. 舌癌
    C. 黏液表皮样癌
    D. 颊癌
    E. 腺样囊性癌

7. 骨纤维异常增生症常见的典型 X 线表现是
    A. 呈日光放射状排列的骨刺
    B. 大小不等的圆形齿状阴影
    C. 不规则骨质破坏
    D. 单囊状阴影
    E. 毛玻璃状阴影

8. 关于牙龈瘤的治疗,正确的方法是
    A. 行单纯摘除术即可
    B. 切除瘤体及其周围的牙龈
    C. 切除瘤体、周围牙龈、牙周膜,拔除波及牙
    D. 切除瘤体、周围牙龈、受累牙周膜、邻近骨膜与牙槽骨,拔除波及牙
    E. 作瘤区的颌骨方块切除

9. 恶性淋巴瘤的治疗应首选
    A. 手术加化疗
    B. 手术
    C. 化疗加放疗
    D. 中药治疗
    E. 热疗

10. 第二鳃裂囊肿多位于

A. 乳突附近　　　　　　　　　　B. 下颌角附近

C. 舌骨水平,胸锁乳突肌上 1/3 前缘附近　　D. 颈根部

E. 颈前正中

【A2 型题】

11. 男,38 岁。下颌肿胀 2 年。查体:左下颌角处膨隆,压之有乒乓球样感。X 线检查可见下颌角处呈多房性阴影,边界清楚,内可见埋伏牙。镜检见肿瘤由上皮团块组成,上皮团块周边为整齐的立方状细胞,核远离基底,中心处细胞多角形排列疏松。应首先考虑为

A. 成釉细胞纤维瘤　　B. 牙源性钙化上皮瘤　　C. 成釉细胞瘤

D. 牙瘤　　　　　　　E. 牙源性角化瘤

12. 女,49 岁。左下牙疼痛 2 个月,下唇麻木 3 周。查体:左下唇较对侧感觉迟钝,下颌智牙松动Ⅱ度,无龋坏。全景片显示左下颌体区见一 2 cm×3 cm、边界不清的密度减低区,牙根吸收。最可能的诊断是

A. 下颌骨骨髓炎　　　B. 成釉细胞瘤　　　　C. 牙源性角化囊肿

D. 含牙囊肿　　　　　E. 中央性颌骨癌

13. 女,7 岁。左上颈部肿物 1 年,有反复消长史,特别是感冒时增大。触诊质软,囊性感明显,穿刺液为透明、淡黄色水样清亮液体。最可能的诊断是

A. 第二鳃裂囊肿　　　B. 下颌下腺囊肿　　　C. 舌下腺囊肿口外型

D. 囊性水瘤　　　　　E. 甲状舌管囊肿

14. 男,60 岁。唇部包块,常有溃疡,边缘较硬,与周围组织粘连,不活动。镜下见癌细胞向黏膜下层浸润生长,呈团块状排列,形成癌巢,中间可见角化珠。病理诊断为

A. 基底细胞癌　　　　B. 鳞状细胞癌　　　　C. 乳头状瘤

D. 腺癌　　　　　　　E. 未分化癌

15. 男,30 岁。口底肿胀,肉眼观囊腔内充满豆腐渣样物质,镜下见角化复层扁平上皮衬里,囊壁内未见皮肤附属器。最可能的病理诊断是

A. 表皮样囊肿　　　　B. 皮样囊肿　　　　　C. 牙源性角化囊性瘤

D. 皮脂腺囊肿　　　　E. 皮脂腺腺瘤

16. 腭部肿瘤,镜下见肿物由黏液细胞、鳞状细胞和体积较小、核深染的细胞组成,形成大小不等的囊性腔隙,有黏液聚积并有间质炎症反应。最可能的病理诊断是

A. 黏液表皮样癌　　　B. 腺样囊腺癌　　　　C. 囊腺癌

D. 多形性腺瘤　　　　E. 囊腺瘤

【A3/A4 型题】

(17 ~ 18 题共用题干)

男,36 岁。右侧下颌区无痛性肿胀逐渐加重 8 个月,无疼痛及麻木感。查体:面部不对称,右侧下颌区膨隆,范围累及右下尖牙至右下第一磨牙颊侧。表面皮肤色、温正常。口内相应区域移行沟丰满,触诊有乒乓球感,穿刺抽出褐色液体,显微镜下未见胆固醇晶体。

17. **不符合**成釉细胞瘤 X 线特征的是

A. 多房且分房大小相差悬殊

B. 囊壁边缘不整齐

C. 肿瘤可含牙或不含牙,邻牙可被肿瘤推而移位

D. 肿瘤内可见钙化影

E. 牙根可锯齿状或截断状吸收
18. 如果诊断为成釉细胞瘤,最佳治疗方案为
   A. 行肿瘤刮治术
   B. 下颌骨区段切除术
   C. 下颌骨区段切除钛板植入,后期行植骨术
   D. 下颌骨区段切除,同期植骨
   E. 半侧下颌骨切除术

(19 ~ 22 题共用题干)

男,65 岁。舌癌术后 5 年。术后曾行颈部及下颌下区放疗,剂量不详,1 个月前出现下颌牙龈溃疡,经久不愈,且局部骨外露伴下颌区域针刺样剧痛。

19. 最可能的诊断是
   A. 下颌牙龈癌　　　　B. 原发性三叉神经痛　　　　C. 边缘性颌骨骨髓炎
   D. 中央性颌骨骨髓炎　　E. 放射性颌骨坏死
20. 对治疗有意义的方法是
   A. 全身化疗　　　　B. 局部放疗　　　　C. 高压氧治疗
   D. 射频治疗　　　　E. 切开引流
21. 如进行手术治疗,应选择的术式是
   A. 三叉神经撕脱术　　　　　　B. 骨髓炎刮治术
   C. 局部骨方块切除术　　　　　D. 待死骨分离后摘除死骨
   E. 在死骨边缘的正常骨内行死骨切除
22. 口腔颌面部软组织对放射线平均耐受量为 6 ~ 8 周给予
   A. 20 ~ 40 Gy　　　　B. 40 ~ 60 Gy　　　　C. 60 ~ 80 Gy
   D. 80 ~ 100 Gy　　　E. 100 Gy 以上

(23 ~ 25 题共用题干)

女,25 岁。左耳垂下有时大时小肿块 6 年,查体:左耳垂下可见一 2cm×2cm 肿块,表面皮肤正常,但稍偏蓝色,边界不清,质软可被压缩,头低位时肿块膨大,头恢复正常位时,肿块亦恢复原状。

23. 若为确定诊断以利治疗,还应做的检查是
   A. 肿块穿刺术　　　　　　　　B. B 超
   C. X 线片　　　　　　　　　　D. 活体组织病理学检查
   E. 磁共振成像
24. 若辅助检查穿刺抽出血性液体,结合临床诊断,治疗应采用
   A. 激光治疗　　　　B. 放射治疗　　　　C. 低温治疗
   D. 激素治疗　　　　E. 注射硬化剂治疗
25. 初步临床诊断为
   A. 微静脉畸形　　　　B. 静脉畸形　　　　C. 动静脉畸形
   D. 大囊型淋巴管畸形　　E. 微囊型淋巴管畸形

(26 ~ 28 题共用题干)

男,8 个月。右颈上部无痛性肿物 3 个月。查体:右颈上部胸锁乳突肌前及表面有一肿块,4.0 cm × 5.0 cm 大小,质地软,有波动,边界不清,表面皮肤色泽正常。

26. 最可能的临床诊断是
    A. 口外型舌下腺囊肿　　　B. 甲状舌管囊肿　　　C. 囊性水瘤
    D. 血管瘤　　　　　　　　E. 微囊型淋巴管畸形

27. 穿刺的液体最可能的性状为
    A. 血性液体　　　　　　　B. 呈棕色　　　　　　C. 乳白色
    D. 淡黄色、清亮　　　　　E. 淡黄色、微浑、含胆固醇结晶

28. 可能有的临床体征是
    A. 透光试验阳性　　　　　B. 压缩试验阳性　　　C. 体位移动试验阳性
    D. 听诊有吹风样杂音　　　E. 三凹征阳性

【B1 型题】

(29 ~ 30 题共用备选答案)
    A. 下颌骨体有大小不等的多房阴影
    B. 下颌骨内有单房透明阴影,周围有白色骨质线
    C. 颌骨内虫蚀状骨质破坏区,周围骨质可有破坏
    D. 下颌角见骨质疏松脱钙,并有骨质增生
    E. 下颌骨体有骨质破坏,并有死骨形成

29. 成釉细胞瘤的 X 线表现为

30. 颌骨囊肿的 X 线表现为

(31 ~ 35 题共用备选答案)
    A. 组合性牙瘤　　　　　　B. 混合性牙瘤　　　　C. 牙源性钙化上皮瘤
    D. 牙源性腺样瘤　　　　　E. 牙源性钙化囊肿

31. 肿物由许多牙样结构组成的是

32. 肿瘤由混乱排列的牙组织成分组成,但无典型牙的是

33. 肿瘤内含同心圆状钙化物的是

34. 病变内含有 ghost cell 的是

35. 玫瑰花样结构见于

(36 ~ 38 题共用备选答案)
    A. 鳞状细胞癌　　　　　　B. 腺样囊性癌　　　　C. 骨肉瘤
    D. 恶性黑色素瘤　　　　　E. 恶性淋巴瘤

36. 口腔恶性肿瘤中最多见的是

37. 口腔恶性肿瘤中最易侵犯血管、神经的是

38. 对放射线敏感的肿瘤是

(39 ~ 40 题共用备选答案)
    A. 牙源性颌骨囊肿　　　　B. 发育性颌骨囊肿　　　C. 阻塞性颌骨囊肿

　　D. 牙源性肿瘤　　　　　　E. 孤立性囊肿

39. 血外渗性囊肿属于

40. 皮脂腺囊肿属于

三、简答题

1. 简述成釉细胞瘤的临床表现。

2. 从临床表现、组织病理学特点及生物学行为等方面对血管瘤进行描述。

3. 简述囊肿减压成形术。

4. 简述舌癌的临床表现及颈淋巴结转移特点。

5. 简述口腔颌面部鳞状细胞癌的临床表现及病理分级。

【参考答案】

一、名词解释

1. 骨化性纤维瘤:骨化性纤维瘤(ossifying fibroma)是一种良性肿瘤,多发生于青年人,常为单发性,以下颌骨为多见。X线片上表现为颌骨局限性膨胀,病变向四周发展,界限清楚,形或卵圆形密度减低,病变内可见不等量和不规则的钙化阴影。

2. 牙源性肿瘤:牙源性肿瘤(odontogenic tumor)是由成牙组织,即牙源性上皮及牙源性间叶组织发生而来的一类肿瘤。

3. 含牙囊肿:又称滤泡囊肿(follicular cyst),发生于牙冠或牙根形成之后,在缩余釉上皮与牙冠面之间出现液体渗出而形成。可来自1个牙胚(含1个牙);也有来自多个牙胚(含多个牙)。

4. 牙龈瘤:牙龈瘤(epulis)是一个以形态及部位命名的诊断学名词,是来源于牙周膜及颌骨牙槽突结缔组织的炎性增生物或类肿瘤性病变。

5. 正中囊肿:正中囊肿(median cyst)位于切牙孔之后,腭中缝的任何部位。X线片上可见缝间有圆形囊肿阴影。亦可发生于下颌正中线处。

二、选择题

【A1 型题】

1. A　　2. C　　3. C　　4. D　　5. C　　6. E　　7. E　　8. D　　9. C　　10. C

【A2 型题】

11. C　　12. D　　13. D　　14. B　　15. A　　16. A

【A3/A4 型题】

17. D　　18. D　　19. E　　20. C　　21. E　　22. C　　23. A　　24. E　　25. B　　26. C

27. D　　28. A

【B1 型题】

29. A　　30. B　　31. A　　32. C　　33. C　　34. E　　35. D　　36. A　　37. B　　38. E

39. E　　40. C

三、简答题

1. 简述成釉细胞瘤的临床表现。

答:成釉细胞瘤多发生于青壮年,以下颌体及下颌角为常见。生长缓慢,初期无自觉症状;逐渐发展可使颌骨膨大,造成畸形,面部不对称。如肿瘤侵犯牙槽突,可使牙松动、移位或脱落;肿瘤继续增大时,便颌骨外板变薄,或甚至吸收,这时肿瘤可以侵入软组织内。由于肿瘤的侵犯,可以影响下颌骨的运动度,甚至可能发生吞咽、咀嚼和呼吸障碍。肿瘤表面常见有被对颌牙造成的压痕,如果咀嚼时发生溃疡,可能造成继发性感染而化脓、溃烂、疼痛。当肿瘤压迫下牙槽神经时,患侧下唇及颊部可能感觉麻木不适。如肿瘤发展很大,骨质破坏较多,还可能发生病理性骨折。

上颌骨成釉细胞瘤较少,当其增大时,可能波及鼻腔,发生鼻阻塞。侵入上颌窦波及眼眶、鼻泪管时,可使眼球移位、突出及流泪。若向口腔发展,可造成咬合错乱。

2. 从临床表现、组织病理学特点及生物学行为等方面对血管瘤进行描述。

答:(1)血管瘤又称婴幼儿血管瘤,是婴幼儿最常见的血管源性良性肿瘤,多见于婴儿出生时(约1/3)或出生后1个月之内。其来源及发病机制尚不清楚,以女性多见[男女之比为1:(3~5)],与早产、出生时低体重、孕期使用黄体酮、孕期接受绒毛膜穿刺检查等因素有关。发生于口腔颌面部的血管瘤约占全身血管瘤的60%,其中大多数发生于面颈部皮肤、皮下组织,少数见于口腔黏膜。深部及颌骨内的血管瘤目前认为应属血管畸形。

(2)血管瘤的组织病理学特点是肿瘤内富含增生活跃的血管内皮细胞,并有成血管现象和肥大细胞聚集。

(3)血管瘤的生物学行为特点是可以自发性消退,其病程可分为增殖期、消退期及消退完期三期。根据瘤体侵及的深度,可分为表浅型、深部型和复合型。增殖期最初表现为毛细血管扩张,周围绕以晕状白色区域;迅即变为红斑并高出皮肤,高低不平似杨(草)莓状,随婴儿第一生长发育,约在4周以后快速生长,此时常是家长最迫切求治的时期。如生长在头颈部,不但可引起畸形,还可影响功能,例如吸吮、呼吸、视力等;部分病例还可并发感染、溃疡、出血等。快速增生还见于婴儿的第二生长发育期,即4~5个月时。一般在1年以后进入消退期。消退的过程缓慢,病损由鲜红变为暗紫、棕色,皮肤可呈花斑状。目前尚无任何方法判断血管瘤是否能够消退以及消退的程度,其完全消退率仅为40%,多数为不完全消退,大面积血管消退后常遗留局部色素沉着、瘢痕、纤维脂肪块、皮肤萎缩下垂等。

3. 简述囊肿减压成形术。

答:目前,功能性外科及微创外科的概念被广为接受,各类下颌骨牙源性囊性病变,尤其是巨大囊性病可以采用减压术(decompression),也称造袋术(marsupialization)。颌骨囊肿减压术是在囊性病变表面开窗,局部打开骨质及囊壁,引流出囊液,并制作塞治器,保持引流口通畅,使囊腔内外压力保持平衡,在颌骨的功能活动状态下,囊肿外周骨新生,颌骨形态改建,囊腔逐渐减小,外形得以恢复。通常,开窗术后的减压时间为6~18个月,减压后囊肿消失者不需二期手术;未完全消失者,可行二期手术,刮除缩小的囊肿。开窗减压术不直接刮除囊肿,但能保护受累及的牙根及替牙期的牙胚,恢复颌骨外形,最大限度地保护颌骨的形态及功能。

4. 简述舌癌的临床表现及颈淋巴结转移特点。

答:(1)舌癌是最常见的口腔癌,按UICC分类,舌前2/3癌(舌体)属口腔癌范畴,舌后1/3(舌根)属口咽癌范畴。舌癌男性多于女性,多数为鳞癌。舌癌多发生于舌缘,其次为舌尖、舌背。常为溃疡型或浸润型。一般恶性程度较高,生长快,浸润性较强,常波及舌肌,致舌运动受限。有时讲话、进食及吞咽均发生困难,晚期舌癌可蔓延至口底及下颌骨,使全舌固定;向后发展可侵犯舌弓及扁桃体。如有继发感染或侵犯舌根,常发生剧烈疼痛,疼痛可反射至耳颞部及整个同侧头面都。

(2)舌癌常发生早期颈淋巴结转移,且转移率较高。因舌体具有丰富的淋巴管和血液循环,加以舌的机械运动频繁,这些都是促使舌癌转移的因素。舌癌的颈淋巴结转移常在一侧,如发生于舌背或越过舌体中线,可向对侧颈淋巴结转移;位于舌侧缘的癌多向下颌下及颈深淋巴结上、中群转移;舌尖部癌可以转移至颏下或直接至颈深中群淋巴结。此外,舌癌还可发生远处转移,一般多转移至肺部。

5. 简述口腔颌面部鳞状细胞癌的临床表现及病理分级。

答：鳞状细胞癌简称鳞癌，在我国是口腔颌面部最常见的恶性肿瘤，多发生于 40 ~ 60 岁的成人，男性多于女性。部位以舌、颊、牙龈、腭、上颌窦为常见。鳞癌常向区域淋巴结转移，晚期可发生远处转移。部分病例早期可表现为黏膜白斑，表面粗糙；以后发展为乳头状或溃疡型，或两者混合出现，其中又以溃疡型为最多见，有时呈菜花状，边缘外翻。鳞癌可发生于黏膜或皮肤的鳞状上皮，在显微镜下观察，癌瘤系鳞状上皮增殖而成。

按照病理分化程度，鳞癌一般可分为 3 级：Ⅰ级分化较好，Ⅲ级分化最差；未分化癌的恶性程度最高。由于鳞癌发生的部位不同，其组织结构、恶性程度、转移部位及治疗方法等也有所不同。

（郑家伟　张　凌　张志愿）

第十四章
颌面部神经疾患

【学习目标】

1. 掌握　原发性三叉神经痛和贝尔面瘫的临床表现、检查方法;原发性三叉神经痛的诊断和鉴别诊断。

2. 熟悉　原发性三叉神经痛和面神经麻痹的病因及各种治疗方法;中枢性面神经麻痹和性面神经麻痹的鉴别诊断。

3. 了解　面神经麻痹的概况、临床表现、诊断及治疗。

【内容提要】

一、三叉神经痛

1. 病因　(1)中枢病变学说;(2)周围病变学说。

2. 病理　脱髓鞘是三叉神经痛的病理基础。

3. 临床表现　三叉神经某分支区域内,骤然发生,闪电样剧烈疼痛。疼痛可自发,也可由轻微的刺激"扳机点"所引起。

4. 检查　(1)定分支检查;(2)三叉神经功能检查。

5. 诊断及鉴别诊断

(1)神经源性疼痛:如舌咽神经痛、蝶腭神经痛、中间神经痛、耳颞神经痛等。

(2)牙痛和其他牙源性疾患。

(3)邻近组织的疾病:眼、耳、鼻、唾液腺炎症,外伤或肿瘤可引起面部疼痛。

(4)慢性头痛:包括偏头痛、丛集性头痛、紧张性头痛等。

(5)非典型面痛。

(6)颅内病变。

(7)颞下颌关节紊乱病。

(8)神经性面痛。

6. 治疗

(1) 药物治疗；

(2) 半月神经节射频温控热凝术；

(3) 针刺疗法；

(4) 封闭疗法；

(5) 理疗；

(6) 注射药物疗法；

(7) 手术疗法。

二、面神经麻痹

1. 病因
2. 中枢性面神经麻痹和周围性面神经麻痹的鉴别诊断
3. 贝尔面瘫
4. 永久性面神经麻痹

【习题】

一、名词解释

1. 三叉神经痛
2. 原发性三叉神经痛
3. 继发性三叉神经痛
4. 贝尔麻痹
5. 永久性面神经麻痹

二、选择题

【A1 型题】

1. 三叉神经痛是指在三叉神经分布区内出现

　　A. 持续性疼痛　　　　　B. 进食时疼痛　　　　　C. 局部皮肤麻木

　　D. 局部钝痛　　　　　　E. 阵发性电击样剧烈疼痛

2. 原发性三叉神经痛在神经系统检查时可发现

　　A. 触觉减退　　　　　　　　　　B. 温度觉减退

　　C. 神经系统检查有阳性体征　　　D. 神经系统检查无阳性体征感觉功能减退

　　E. 唾液分泌减少

3. 三叉神经第一支痛时需要封闭

　　A. 眶下孔　　　　　　　B. 眶上孔　　　　　　　C. 卵圆孔

　　D. 圆孔　　　　　　　　E. 腭大孔

4. 诊断第三支三叉神经痛时应麻醉

　　A. 卵圆孔　　　　　　　B. 腭大孔　　　　　　　C. 圆孔

　　D. 眶下孔　　　　　　　E. 眶上孔

5. 三叉神经痛的药物治疗首选

　　A. 苯妥英钠　　　　　　B. 氯硝西泮　　　　　　C. 卡马西平

　　D. 七叶莲　　　　　　　E. 山莨菪碱

6. 中枢性(核上性)面神经麻痹的主要临床表现是
    A. 引起病变对侧睑裂以下的表情肌瘫痪
    B. 引起病变同侧睑裂以下的表情肌瘫痪
    C. 引起病变对侧半侧面部全瘫
    D. 引起病变对侧睑裂以上的面瘫
    E. 伴有面瘫对侧的肢体偏瘫

7. 当面神经缺损需作神经移植时,切取移植神经的长度应比实际缺损长度多
    A. 5%　　　　　　　　　B. 10%　　　　　　　　　C. 15%
    D. 20%　　　　　　　　　E. 25% 左右

8. 原发性三叉神经痛发作时,相应面部的触觉与痛觉发生的改变是
    A. 与健侧相似　　　　　B. 痛觉增高　　　　　　　C. 痛觉降低
    D. 触觉减低　　　　　　E. 触觉消失

9. Bell 面瘫时的 Bell sign 是指
    A. 如用力闭眼,则眼球转向外上方　　　　B. 患侧口角下垂,健侧向上歪斜
    C. 饮水漏水,不能鼓腮　　　　　　　　　D. 上下唇不能紧密闭合,不能吹口哨
    E. 进食时食物易积留于前庭沟内

10. 面部疼痛部位集中于颞下颌关节区、外耳道前壁及其深部和颞部,呈阵发性、灼痛;咀嚼食物时也可发作的疾病是
    A. 舌咽神经痛·　　　　　B. 蝶腭神经痛　　　　　　C. 中间神经痛
    D. 耳颞神经痛　　　　　E. 三叉神经痛

【A2 型题】

11. 女,45 岁。晨起刷牙时发现口角漏水,家人发现其右侧口角下垂,右眼裂变大,用力闭眼仍不能闭合。查体:右侧舌前 2/3 味觉迟钝,同侧舌、颊及口底黏膜较对侧均无光泽、干燥,听力检查右侧明显较对侧差。目前最恰当的治疗是
    A. 大剂量激素 + 阿司匹林 + 神经营养药　　B. 立即行面神经管减压术
    C. 尽快给予强电流刺激以促进肌肉运动　　D. 大剂量激素 + 肌肉兴奋剂
    E. 阿司匹林 + 神经营养药

12. 男,54 岁。夜间着凉,晨起左侧口角下垂,右侧口角向上斜,漱口漏水,不能鼓腮吹气,前额皱纹消失,不能皱眉,首先考虑的诊断是
    A. 中枢性面瘫　　　　　B. Bell 面瘫　　　　　　　C. 永久性面神经麻痹
    D. 继发性面神经麻痹　　E. 面肌痉挛

13. 女,45 岁。午睡后发觉口角漏水,含漱不便;照镜时发觉右侧口角下垂,左侧向上歪斜。最可能的诊断是
    A. 右侧中枢性面神经麻痹　　　　　　　　B. 左侧核上性面神经麻痹
    C. 右侧贝尔麻痹　　　　　　　　　　　　D. 左侧贝尔麻痹
    E. 右侧面肌痉挛

14. 男,48 岁。着凉后发现口腔漏水,上、下唇闭合不全,不能吹风鼓气,一侧口角下垂另一侧向上歪斜,额纹消失,不能蹙眉。首先考虑的诊断是
    A. 中枢性面神经麻痹　　B. 周围性面神经麻痹　　　C. 原发性面神经麻痹
    D. 继发性面神经麻痹　　E. 贝尔麻痹

15. 女,55岁。晨起刷牙时右侧口角漏水,照镜发现右侧口角下垂、眼睑闭合不全。查体:右侧颊、舌及口底黏膜较对侧干燥、无光泽;右侧舌前2/3味觉较对侧迟钝;听力较对侧差;Schirmer试验发现右侧泪液分泌少于对侧。面神经损害的部位可能在

    A. 茎乳孔以外   B. 鼓索与镫骨肌神经节之间

    C. 膝状神经节   D. 膝状神经节以上

    E. 镫骨肌神经节与膝状神经节之间

【A3/A4 型题】

(16～19题共用题干)

男,46岁。近1年来反复出现左鼻旁、左颊部、左侧下唇短暂剧烈电灼样疼痛,最近发作次数增多,疼痛难以忍受。起初服用卡马西平有效,但最近服药效果较差。

16. 首先考虑的诊断是

    A. 三叉神经第Ⅰ支痛   B. 三叉神经第Ⅱ支痛

    C. 三叉神经第Ⅲ支痛   D. 三叉神经第Ⅰ、Ⅱ支痛

    E. 三叉神经第Ⅱ、Ⅲ支痛

17. 目前的最佳治疗方案是

    A. 加大卡马西平剂量   B. 2%普鲁卡因三叉神经病变支封闭

    C. 95%乙醇三叉神经病变支封闭   D. 行三叉神经病变支神经撕脱术

    E. 行三叉神经病变支射频电凝术

18. 如果治疗不当;患者疼痛无法控制,常用手搓面部,可能出现

    A. 皮肤潮红   B. 皮肤光亮

    C. 皮肤粗糙、色素沉着   D. 皮肤破溃

    E. 皮肤色素斑增多

19. 如行神经撕脱术,最好的方法是

    A. 眶下神经撕脱术   B. 上颌神经撕脱术

    C. 下颌神经撕脱术   D. 舌神经加颊神经撕脱术

    E. 眶下神经加下牙槽神经撕脱术

(20～23题共用题干)

男,60岁。3年前左侧面颊部阵发性"刀割样"疼痛,疼痛发作时间持续数分钟,间歇期无任何不适,神经系统检查无阳性体征。

20. 首先考虑的诊断是

    A. 血管神经痛   B. 面神经痛   C. 三叉神经痛

    D. 继发神经痛   E. 舌咽神经痛

21. 治疗方法首选

    A. 卡马西平   B. 苯妥英钠   C. 2%普鲁卡因封闭

    D. 95%乙醇注射   E. 手术疗法

22. 根据疼痛的神经分支,首次诊断性定位封闭应选择

    A. 三叉神经半月节   B. 三叉神经Ⅱ支

    C. 三叉神经Ⅲ支   D. 三叉神经Ⅰ、Ⅱ支

    E. 三叉神经Ⅱ、Ⅲ支

【B1 型题】

(23 ~ 24 题共用备选答案)

　　A. 牙痛　　　　　　　　B. 偏头痛　　　　　　C. 三叉神经痛

　　D. 颞下颌关节疾患　　　E. 舌咽神经痛

23. 男,50 岁。颊部黏膜处反复出现电击、针刺样疼痛,每次持续数十秒,首先考虑的诊断是

24. 睡眠时疼痛发作的是

(25 ~ 27 题共用备选答案)

　　A. 舌咽神经痛　　　　　B. 贝尔麻痹　　　　　C. 三叉神经痛

　　D. 面肌痉挛　　　　　　E. 蝶腭神经痛

25. 男,56 岁。近 1 个月左侧舌根、软腭及咽部阵发性剧烈疼痛,并向外耳道放射。吞咽、讲话均可引起疼痛,甚至夜间有疼醒现象。临床检查未见明显异常,服用卡马西平有效。首先考虑的诊断是

26. 可以通过检查感觉功能、角膜反射、腭反射、运动功能检查确定的是

27. 伴有听觉改变、舌前 2/3 味觉减退,以及唾液分泌障碍的是

(28 ~ 30 题共用备选答案)

　　A. 镫骨肌与膝状神经节之间　　　　B. 鼓索与镫骨肌神经节之间

　　C. 茎乳孔以外　　　　　　　　　　D. 膝状神经节

　　E. 脑桥与膝状神经节之间

28. 出现面瘫＋味觉丧失＋唾液腺分泌障碍,损伤部位在

29. 出现面瘫＋味觉丧失唾＋唾液腺分泌障碍＋听觉改变,损伤部位在

30. 单纯面瘫的损伤部位在

三、简答题

1. 三叉神经痛的临床表现有哪些?

2. 简述"扳机点"的检查方法。

3. 简述三叉神经痛的鉴别诊断。

4. 贝尔麻痹的症状有哪些?

5. 贝尔麻痹的病因是什么?

【参考答案】

一、名词解释

1. 三叉神经痛:是指在三叉神经分布区域内出现阵发性、针刺样、电击样剧烈疼痛,历时数秒至数分钟;疼痛呈周期性发作,间歇期无症状;任何刺激口腔或颌面部的"扳机点",均可引起疼痛。多发生于中老年人,女性多见,多数为单侧。

2. 原发性三叉神经痛:是指无神经系统症状,各种检查未发现明显和发病有关的器质性病变者。

3. 继发性三叉神经痛:是指由于机体的其他病变压迫或侵犯三叉神经所致,常伴有神经系统体征。

4. 贝尔麻痹:是指临床上不能肯定病因、不伴有其他体征或症状的单纯性周围面神经麻痹。

5. 永久性面神经麻痹:是指由于肿瘤压迫或累及面神经、外伤和手术意外损失面神经等所引起的不可逆性面神经麻痹。

二、选择题

【A1 型题】

1. E　2. D　3. B　4. A　5. C　6. A　7. C　8. A　9. A　10. D

【A2 型题】

11. A　12. B　13. C　14. E　15. C

【A3/A4 型题】

16. E　17. E　18. C　19. E　20. C　21. E　22. E

【B1 型题】

23. C　24. E　25. A　26. C　27. B　28. B　29. A　30. C

三、简答题

1. 三叉神经痛的临床表现有哪些?

答:三叉神经痛的临床表现是在三叉神经分布区域内骤然发生闪电式的极为剧烈的疼痛,可以自发或由扳机点引起。疼痛如电击、针刺、刀割或撕裂样剧痛,为了减轻疼痛,患者常做出各种特殊动作,如咬牙、用力搓揉疼痛处。

2. 简述"扳机点"的检查方法。

答:"扳机点"的检查方法是:(1)拂诊,以棉签或示指轻拂可疑之"扳机点"。(2)触诊,用示指触摸"扳机点"。(3)压诊,用较大的压力进行触诊。(4)揉诊,对可能的"扳机点"用手指进行连续回旋式重揉动作。

3. 简述三叉神经痛的鉴别诊断。

答:(1)神经源性疼痛;(2)牙痛和其他牙源性疾患;(3)邻近组织疾病;(4)慢性头痛;(5)非典型性面痛;(6)颅内病变;(7)颞下颌关节紊乱病;(8)神经症性面痛。

4. 贝尔麻痹的症状有哪些?

答:贝尔麻痹的症状主要有患侧口角下垂,健侧向上歪斜,上、下唇不能闭合,饮水时漏水、不能鼓腮、吹气等。上、下眼睑不能闭合,前额皱纹消失等。

5. 贝尔麻痹的病因是什么?

答:贝尔麻痹的病因尚不明了,中医认为是由于血气不足,面部、耳部遭受风寒侵袭,局部经络淤滞,筋脉失养所致。本病可能由各种病毒感染引起。此外,寒冷引起营养面神经的血管痉挛,血管压迫神经也可能是其病因。

(焦晓辉　孙翔宇)

第十五章

牙体缺损、牙列缺损/缺失的修复

【学习目标】

1. 掌握　牙体缺损、牙列缺损/缺失的定义;牙体缺损的修复原则、修复种类及适应证;牙列缺损固定局部义齿修复的定义、适应证、禁忌证、组成、类型;牙列缺损可摘局部义齿修复的定义、适应证、禁忌证、组成、设计原则;牙列缺失全口义齿修复的定义、固位与稳定原理。

2. 熟悉　牙体缺损、牙列缺损/缺失的病因和影响;牙体缺损修复常见问题及处理;固定局部义齿的设计;可摘局部义齿的支持、固位、稳定及影响因素;无牙颌组织结构的特点与全口义齿修复的关系。

3. 了解　固定局部义齿、可摘局部义齿、全口义齿的制作方法。

【内容提要】

一、牙体缺损的修复

牙体缺损是指牙体硬组织不同程度的外形和结构的破坏、缺损或发育畸形。

(一)牙体缺损的病因和影响

龋病、外伤、磨损、楔状缺损、酸蚀和发育畸形等会造成牙体缺损,造成牙体形态、咬合和邻接关系异常,影响牙髓和牙周组织甚至全身健康,对咀嚼、发音和美观等也将产生不同程度的影响。

(二)牙体缺损修复原则

1. 正确恢复形态与功能

2. 牙体预备过程中注意保护软、硬组织健康

3. 修复体应合乎抗力形与固位形的要求

(三)牙体缺损修复体的种类及适应证

1. 嵌体

2. 部分冠

3. 贴面

4. 全冠　分为铸造金属冠、烤瓷熔附金属全冠和全瓷冠。

106

5. 桩核冠

6. 暂时性修复体

(四) 牙体缺损修复常见问题和处理

1. 疼痛

2. 食物嵌塞

3. 龈缘炎

4. 修复体松动、脱落

5. 修复体破裂、折断、穿孔

二、牙列缺损的固定局部义齿修复

牙列缺损是指在上颌或下颌的牙列内有数目不等的牙缺失,同时仍余留不同数目的天然牙。

(一) 牙列缺损的病因和影响

龋病、牙周病、根尖周病、外伤、颌骨疾病、发育性疾病等。牙列缺损后带来的局部影响如邻牙倾斜移位、松动,长期、多牙位缺损还可能影响全身健康。

(二) 固定局部义齿的适应证和禁忌证

固定局部义齿是修复牙列中一颗或几颗缺失牙的修复体,靠粘固剂或固定装置与缺牙两侧预备好的基牙或种植体连接在一起,从而恢复缺失牙的解剖形态与生理功能,又称固定桥。

1. 适应证

(1) 缺牙数目;(2) 缺失牙部位;(3) 基牙条件;(4) 咬合关系;(5) 缺牙区牙槽嵴。

2. 禁忌证

(1) 年龄过小;(2) 缺失牙数目过多;(3) 牙髓或牙周病未经治疗者;(4) 缺牙区𬌗龈距离过低;(5) 不能接受磨除牙体组织者。

(三) 固定局部义齿的组成

1. 固位体

2. 桥体

3. 连接体

(四) 固定局部义齿的类型

1. 按结构不同分类

(1) 双端固定桥;(2) 半固定桥;(3) 单端固定桥;(4) 复合固定桥。

2. 按材料不同分类

(1) 金属 - 烤瓷固定桥;(2) 金属 - 树脂固定桥;(3) 全瓷固定桥;(4) 金属固定桥。

3. 按桥体设计不同分类

(1) 桥体接触式固定桥;(2) 桥体悬空式固定桥。

4. 其他类型

(1) 种植式固定桥;(2) 固定 - 可摘联合桥;(3) 粘接固定桥。

(五) 固定局部义齿的设计

应最大限度地恢复缺失牙的功能,又能保护基牙及口腔软、硬组织,长期维持口腔健康。

(六) 固定局部义齿的制作

1. 基牙预备

2. 取模灌模,制作临时修复体

3. 技工制作
4. 试戴及粘固

三、牙列缺损的可摘局部义齿修复

可摘局部义齿是利用天然牙、基托下黏膜和骨组织作支持,依靠义齿的固位体和基托来固位,用人工牙恢复缺失牙的形态和功能,用基托材料恢复缺损的牙槽嵴、颌骨及其周围的软组织形态,患者能够自行摘戴的一种修复体。

(一) 可摘局部义齿的适应证和禁忌证

1. 适应证

(1) 各种牙列缺损,尤其是游离端缺牙者。

(2) 牙缺失伴有牙槽骨、颌骨或软组织缺损者。

(3) 拔牙创愈合过程中需制作过渡性义齿者,或青少年缺牙需维持缺牙间隙者。

(4) 牙周病需用活动夹板固定松动牙者。

(5) 𬌗面重度磨损或多个牙缺失等原因造成咬合垂直距离过低,需恢复垂直距离者。

(6) 拔牙后需要制作即刻义齿或因其他特殊需要的化妆义齿者。

2. 禁忌证

(1) 有精神类疾病或生活不能自理者。

(2) 对义齿材料过敏或对义齿异物感明显又无法克服者。

(3) 严重的牙体、牙周或黏膜病变未得到有效控制者。

(二) 可摘局部义齿的组成

1. 支托
2. 固位体
3. 连接体
4. 基托
5. 人工牙

(三) 可摘局部义齿的设计

1. 设计原则

(1) 保护基牙及其他口腔组织的健康;(2) 适当恢复咀嚼功能;(3) 义齿应有良好的固位、支持和稳定作用;(4) 舒适;(5) 美观;(6) 坚固耐用;(7) 容易摘戴。

2. 可摘局部义齿的支持、固位和稳定

(1) 可摘局部义齿的支持:可摘局部义齿有牙支持、黏膜支持和牙与黏膜混合支持3种支持方式。

(2) 可摘局部义齿的固位:是指义齿在口内就位后,不因唇、颊、舌肌生理运动,食物粘着及重力作用而向𬌗向或就位道相反方向脱位。抵抗脱位的力称固位力,主要由直接固位体提供。

(3) 可摘局部义齿的稳定:是指义齿在行使功能过程中有无翘起、摆动及旋转。义齿若不稳定,不但影响义齿的功能,还可能造成基牙和基托下组织的损伤。

(四) 可摘局部义齿的临床与技术室操作步骤

(五) 可摘局部义齿的初戴和复查维护

四、牙列缺失的全口义齿修复

牙列缺失是指整个牙弓上不存留任何天然牙或牙根,又称无牙颌。为牙列缺失患者制作的义齿称为全口义齿。

(一) 牙列缺失的病因和影响

牙列缺失的病因是龋病、牙周病、老年人生理退行性改变、全身疾患、遗传性疾病、外伤、不良修复体引起。牙列缺失影响咀嚼、吞咽、发音、美观。

(二) 无牙颌组织结构的特点与全口义齿修复的关系

无牙颌分成4个区，即主承托区、副承托区、边缘封闭区和缓冲区。

义齿间隙是口腔内容纳义齿的潜在空间。

义齿表面是组织面、咬合面、磨光面。

(三) 全口义齿的固位和稳定

全口义齿的固位原理：吸附力、表面张力、大气压力。

(四) 全口义齿修复前的准备

包括医患交流、口腔检查、修复前外科处理、旧义齿检查。

(五) 全口义齿的制作

1. 印模与模型

2. 颌位关系记录与转移

3. 排牙

4. 试戴、完成

(六) 全口义齿初戴及复查维护

【习题】

一、名词解释

1. 牙体缺损

2. 全瓷冠

3. 牙列缺损

4. 固定局部义齿

5. 固位体

6. 混合支持式义齿

7. 牙列缺失

8. 全口义齿

二、选择题

【A1 型题】

1. 牙体缺损修复的抗力形要求主要是指

　　A. 修复体在口腔中能抵抗各种外力而不破坏

　　B. 修复体在口腔中能抵抗各种外力而不移位

　　C. 患牙能抵抗修复体戴入的力而不折裂

　　D. 修复体和患牙均能抵抗合力的作用而不破坏

　　E. 对患牙制备成一定的面、洞、沟以增加患牙的牢固度

2. 正确恢复修复体轴面形态的生理意义,描述错误的是

　　A. 有利于捣碎、磨细食物　　　　　B. 有利于修复体的自洁

　　C. 有利于食物正常排溢　　　　　　　　D. 有利于维持牙颈部龈组织的张力

　　E. 有利于恢复正常的接触关系

3. 冠修复体粘固后短期内出现咬合痛的原因可能是

　　A. 牙髓炎　　　　　　　　　　　　　　B. 根尖周炎

　　C. 创伤性牙周炎　　　　　　　　　　　D. 早接触点引起创伤性牙周膜炎

　　E. 牙龈炎

4. **不适合**做固定局部义齿修复的情况是

　　A. 上颌单颗中切牙缺失,邻牙无牙体、牙周疾病

　　B. 下颌单颗第一磨牙缺失,邻牙无牙体、牙周疾病

　　C. 65 岁老年患者,个别牙缺失,邻牙无牙体、牙周疾病

　　D. 15 岁儿童,个别牙缺失,邻牙无牙体、牙周疾病

　　E. 单颗前磨牙拔除 3 个月后,拔牙创愈合良好

5. 适合做固定局部义齿修复的情况是

　　A. 上颌单颗磨牙拔除 1 周后

　　B. 上颌单侧磨牙全部拔除 3 个月后,拔牙创愈合良好

　　C. 上颌切牙全部缺失,尖牙牙根粗壮,无牙体、牙周疾病

　　D. 下颌前牙全部缺失,邻牙无牙体、牙周疾病

　　E. 牙列缺失

6. 临床上最常见的固定桥类型是

　　A. 双端固定桥　　　　　B. 半固定桥　　　　　　C. 单端固定桥

　　D. 复合固定桥　　　　　E. 粘接固定桥

7. 间接固位体最主要的作用是

　　A. 固位　　　　　　　　B. 稳定　　　　　　　　C. 支持

　　D. 分散𬌗力　　　　　　E. 有利美观

8. 黏膜支持式义齿的𬌗力通过

　　A. 𬌗支托传导到黏膜和牙槽骨上　　　　B. 𬌗支托传导到基牙上

　　C. 卡环传导到基牙上　　　　　　　　　D. 基托传导到黏膜和牙槽骨上

　　E. 基托传导到基牙上

9. 可摘局部义齿中𬌗支托的主要作用是

　　A. 防止义齿侧向移位　　B. 防止义齿𬌗向移位　　C. 防止义齿龈向移位

　　D. 增加义齿强度　　　　E. 防止食物嵌塞

10. 全口义齿的固位力**不包括**

　　A. 摩擦力　　　　　　　B. 表面张力　　　　　　C. 大气压力

　　D. 附着力　　　　　　　E. 内聚力

11. 全口义齿主要承受𬌗力的区域是

　　A. 副承托区　　　　　　B. 主承托区　　　　　　C. 边缘封闭区

　　D. 缓冲区　　　　　　　E. 中性区

12. 牙列缺失的影响**不包括**

　　A. 咀嚼　　　　　　　　B. 吞咽　　　　　　　　C. 发音

　　D. 美观　　　　　　　　E. 听力

【A2 型题】

13. 男,24 岁。咬硬物时 16 远中舌尖折裂未及髓腔。查体:探酸、叩(-)、松动(-);牙片显示牙周组织无明显病变。拟作全冠修复,16 全冠牙体预备,取模,临时冠粘固后 3 天,时有冷热酸痛感,无自发痛史,以后逐渐减轻。引起酸痛最可能的原因是

    A. 慢性牙髓炎   B. 慢性根尖周炎急性发作

    C. 牙备粘固时引起的过敏性疼痛   D. 早接触

    E. 继发龋

14. 女,34 岁。36 近中面 - 舌侧 - 远中面缺损至龈缘,最佳的修复方式是

    A. 桩冠   B. 3/4 冠   C. 嵌体

    D. 铸造全冠   E. 桩—核—冠

15. 男,50 岁。16 缺失,15 死髓,经完善根管治疗,余留牙无松动,牙槽骨未及明显吸收。最合理的治疗设计是

    A. 17 和 15 为基牙的双端固定桥   B. 14、15 和 17 为基牙的双端固定桥

    C. 14、15 和 17 为基牙的半固定桥   D. 14、15 为基牙的单端固定桥

    E. 不宜采用固定桥修复

16. 男,72 岁。15、16、17、18、26、27、28 缺失,余留牙一般情况较好,无松动,龋坏已行充填治疗。如果选择可摘局部义齿修复,通常的设计方式为

    A. 牙支持式   B. 黏膜支持式

    C. 混合支持式   D. 牙支持式或黏膜支持式

    E. 牙支持式或混合支持式

17. 女,55 岁。可摘局部义齿戴用后下颌隆突处出现疼痛,正确的处理方法是

    A. 疼痛处相应的基托组织面加衬   B. 疼痛处对应的基托磨短

    C. 疼痛处对应的人工牙调𬌗   D. 疼痛处相应的基托组织面缓冲

    E. 疼痛处相应的基托磨光面缓冲

18. 女,50 岁。口腔内全部天然牙因牙周疾病拔除,拟行全口义齿修复,修复最佳时间为最后一颗牙拔除后

    A. 1 周   B. 1 个月   C. 2 个月

    D. 3 个月   E. 4 个月

【A3/A4 型题】

(19 ~ 21 题共用题干)

男,38 岁。22 残冠,残留冠 1/3,要求修复。

19. 修复前**不需要**做的检查是

    A. 松动度   B. 叩诊   C. 咬合检查

    D. 拍牙片   E. 冷热诊检查

20. 修复治疗前需做的处理是

    A. 干髓术   B. 根尖切除术   C. 完善的根管治疗

    D. 塑化治疗   E. 不需任何处理

21. 可采用的修复方式是

    A. 3/4 冠   B. 桩—核—冠   C. 开面冠

    D. 全冠   E. 贴面

(22～23 题共用题干)

女,25 岁。27 全瓷冠修复 2 年余,现修复体从基牙上松动脱落。

22. 和全瓷冠松动脱落的原因无关的是
   A. 咬合早接触　　　　　　　　　B. 基牙牙冠短小
   C. 粘固剂粘固力不够　　　　　　D. 基牙牙备聚合度过大
   E. 基牙牙根折裂

23. 如果检查结果为基牙固位形较差,正确的处理方法是
   A. 直接重新粘固
   B. 调𬌗至功能尖与对颌无接触后粘固
   C. 重新牙备,增加基牙的聚合度
   D. 重新牙备,增加辅助固位形
   E. 拔除患牙,更换修复方案

(24～25 题共用题干)

男,28 岁。22 拔除,要求固定桥修复。

24. 修复的最佳时机是
   A. 拔牙后 1 周　　　　B. 拔牙后 1 个月　　　　C. 拔牙后 3 个月
   D. 拔牙后半年　　　　E. 拔牙后 1 年

25. 如果 22 缺牙间隙正常,咬合不紧,最合适的固定桥设计是
   A. 以 23 为基牙的单端固定桥　　　　B. 以 21、23 为基牙的双端固定桥
   C. 以 23、24 为基牙的单端固定桥　　D. 以 11、12 为基牙的单端固定桥
   E. 以 11、12、23 为基牙的双端固定桥

(26～27 题共用题干)

男,82 岁。34、35、36、37、38、43、44、45、46、47、48 缺失,余留牙一般情况较好,无松动,龋坏已行充填治疗。患者有心脏病史,半年前行心脏支架手术治疗。

26. 缺牙类型的诊断为
   A. 牙体缺损　　　　B. 牙体缺失　　　　C. 牙列缺损
   D. 牙列缺失　　　　E. 半口缺失

27. 合适的义齿修复方式为
   A. 固定义齿修复　　　B. 全口义齿修复　　　C. 烤瓷桥修复
   D. 可摘局部义齿修复　E. 种植义齿修复

(28～29 题共用题干)

女,67 岁。口内余留牙拔除 3 个月余,要求修复。

28. 全口义齿修复前准备不包括
   A. 医患交流　　　　B. 口腔检查　　　　C. 必要的外科处理
   D. 旧义齿检查　　　E. 头颅正侧位片检查

29. 全口义齿制作不包括
   A. 印模与模型　　　B. 颌位关系记录与转移　　　C. 排牙

D. 发音训练　　　　　E. 试戴、完成

【B1 型题】

(30～31 题共用备选答案)

A. 嵌体　　　　　B. 铸造金属全冠　　　　　C. 烤瓷全冠

D. 全瓷冠　　　　　E. 临时冠

30. 前牙牙体缺损美学修复最常用的方式是

31. 牙体缺损修复强度最大的方式是

(32～33 题共用备选答案)

A. 咬合疼　　　　　B. 自发疼　　　　　C. 食物嵌塞

D. 牙龈炎　　　　　E. 修复体脱落

32. 需要首先检查修复体邻接点的是

33. 需要增加修复体固位的是

(34～35 题共用备选答案)

A. 双端固定桥　　　　　B. 半固定桥　　　　　C. 单端固定桥

D. 复合固定桥　　　　　E. 种植式固定桥

34. 稳定且可以承受较大的咬合力,预后最佳,临床上最常用的固定桥是

35. 基牙所受扭力较大,常用于基牙强大而缺牙间隙小的固定桥是

(36～37 题共用备选答案)

A. 人工牙　　　　　B. 基托　　　　　C. 固位体

D. 支托　　　　　E. 连接体

36. 可摘局部义齿的组成部分中,支持传递𬌗力的主要部件是

37. 可摘局部义齿的组成部分中,防止义齿𬌗向脱位的主要部件是

(38～40 题共用备选答案)

A. 咬合面　　　　　B. 组织面　　　　　C. 磨光面

D. 导平面　　　　　E. 定位平面

38. 义齿基托与口腔黏膜组织接触的面称为

39. 上、下颌牙咬合接触的面称为

40. 义齿与唇、颊、舌肌接触的面称为

三、简答题

1. 试述金属熔附烤瓷冠的适应证。

2. 牙体缺损修复后疼痛的种类及原因有哪些?

3. 试述固定局部义齿的组成。

4. 固定局部义齿按照结构不同可以分为哪些类型?

5. 试述可摘局部义齿固位力的概念与组成。

6. 可摘局部义齿的适应证和禁忌证有哪些?

7. 影响全口义齿固位的因素有哪些?

8. 简述全口义齿颌位关系记录与转移。

【参考答案】

一、名词解释

1. 牙体缺损:指牙体硬组织不同程度的外形和结构破坏、缺损或发育畸形,造成牙体形态、咬合和邻接关系异常,影响牙髓和牙周组织甚至全身健康,对咀嚼、发音和美观等也将产生不同程度的影响。

2. 全瓷冠:以陶瓷材料制成的覆盖整个牙冠表面的修复体。

3. 牙列缺损:是指在上颌或下颌的牙列内有数目不等的牙缺失,同时仍余留不同数目的天然牙。

4. 固定局部义齿:是修复牙列中 1 颗或几颗缺失牙的修复体,靠粘固剂或固定装置与缺牙两侧预备好的基牙或种植体连接在一起,从而恢复缺失牙的解剖形态与生理功能。从义齿分类上属于局部义齿,由于患者不能自由摘戴这种修复体,故简称为固定义齿;又由于其结构很像工程上的桥梁结构,也称为固定桥。

5. 固位体:是可摘局部义齿用以抵抗脱位力作用,获得固位、支持与稳定的重要部件。

6. 混合支持式义齿:主要是游离端义齿,义齿在咀嚼过程中所承受的咬合力部分通过支托传递到天然牙,部分通过基托传递到其下的黏膜和牙槽骨上。

7. 牙列缺失:指整个牙弓上不存留任何天然牙或牙根,又称无牙颌。

8. 全口义齿:为牙列缺失患者制作的义齿称全口义齿,俗称总义齿。

二、选择题

【A1 型题】

1. D　　2. A　　3. D　　4. D　　5. C　　6. A　　7. B　　8. D　　9. C　　10. A
11. B　　12. E

【A2 型题】

13. C　　14. E　　15. A　　16. C　　17. D　　18. D

【A3/A4 型题】

19. E　　20. C　　21. B　　22. E　　23. D　　24. C　　25. B　　26. C　　27. D　　28. E
29. D

【B1 型题】

30. D　　31. B　　32. C　　33. E　　34. A　　35. C　　36. D　　37. C　　38. B　　39. A
40. C

三、简答题

1. 试述金属熔附烤瓷冠的适应证。

答:因氟斑牙、四环素着色牙、锥形牙、釉质发育不全等,不宜用其他方法修复或患者要求美观而又永久性修复的患牙;因龋坏或外伤等造成牙体缺损较大,而充填治疗无法满足要求的患牙;根管治疗后经桩核修复的残根残冠;不宜或不能做正畸治疗的前后错位、扭转的患牙;烤瓷固定桥的固位体;牙周病矫形治疗的固定夹板。

2. 牙体缺损修复后疼痛的种类及原因有哪些?

答:(1)过敏性疼痛:修复体粘固后过敏性疼痛是因为牙髓受到刺激处于激惹状态。修复体使用一段时间之后出现过敏性疼痛,主要原因有①继发龋;②牙龈退缩;③粘固剂脱落或溶解。

（2）自发性疼痛：常见原因为牙髓炎、根尖周炎或牙周炎。多是由于牙体切割过多,继发龋或咬合创伤引起的牙周炎。

（3）咬合痛：修复后短期内咬合痛多由创伤引起。在修复体戴用一段时间之后出现咬合痛,应确定是否有创伤性牙周炎、根尖周炎、根管侧穿、外伤性或病理性根折等。

3. 试述固定局部义齿的组成。

答：固定局部义齿（固定桥）由固位体、桥体、连接体三部分组成。

（1）固位体：固位体是固定桥粘固或粘接于基牙上的部分,固定桥通过固位体与基牙连接在一起,并将𬌗力通过固位体传给基牙,应有良好的固位力与抗力。

（2）桥体：桥体是固定桥恢复缺失牙形态和功能的部分,桥体的一端或两端借连接体与固位体相连。桥体要和缺失牙的形态相似,能清洁、保护下方的牙龈组织;与对颌牙咬合良好,且具有良好的强度,能完成缺失牙的咀嚼功能。

（3）连接体：连接体是连接桥体与固位体的部分,按连接方式不同分为固定连接体与非固定连接体,临床上绝大多数为固定连接体。连接体将桥体承受的力传导到固位体和基牙上。

4. 固定局部义齿按照结构不同可以分为哪些类型?

答：（1）双端固定桥：桥体两端都有固位体,固位体与桥体之间为固定连接,借固位体固定在基牙上,与基牙成为一个固定不动的整体,稳定且可以承受较大的咬合力,预后最佳,是临床上最常用的固定桥。

（2）半固定桥：桥体两端都有固位体,其一端桥体与固位体之间为固定连接体,另一端为非固定相连,临床应用较少。

（3）单端固定桥：也称悬臂固定桥,桥体只有一端有固位体,且通过固定连接体连接;另一端为游离悬臂,无基牙支持。单端固定桥粘固在一端基牙上,基牙所受扭力较大,常用于基牙强大而缺牙间隙小的情况。

（4）复合固定桥：同时采用上述3种基本类型中2种以上设计的固定桥。通常用于基牙及缺隙较多,桥体跨度较长的患者,具体设计依患者口内实际情况而定。

5. 试述可摘局部义齿固位力的概念与组成。

答：可摘局部义齿的固位是指义齿在口内就位后,不因唇、颊、舌肌生理运动,食物黏着及重力作用而向𬌗向或就位道相反方向脱位。抵抗脱位的力称为固位力,主要由直接固位体提供。

固位力包括4种,对可摘局部义齿来说,最主要的固位力是摩擦力。

（1）摩擦力：义齿部件（主要指卡环等固位体及部分基托、邻面板）与天然牙间形成的力。

（2）吸附力：包括基托与唾液、唾液与黏膜间的附着力,以及唾液分子间的内聚力。

（3）表面张力：基托与黏膜间的唾液薄膜层的表面张力。

（4）大气压力：当基托与黏膜紧密贴合、边缘封闭时,在大气压力作用下两者间可形成功能性负压腔,使义齿获得固位。

6. 可摘局部义齿的适应证和禁忌证有哪些?

答：适应证为：

（1）各种牙列缺损,尤其是游离端缺牙者。

（2）牙缺失伴有牙槽骨、颌骨或软组织缺损者。

（3）拔牙创愈合过程中需制作过渡性义齿者,或青少年缺牙需维持缺牙间隙者。

（4）牙周病需用活动夹板固定松动牙者。

（5）𬌗面重度磨损或多个牙缺失等原因造成咬合垂直距离过低,需恢复垂直距离者。

(6) 拔牙后需要制作即刻义齿或因其他特殊需要的化妆义齿者。

禁忌证为：

(1) 有精神类疾病或生活不能自理者，对可摘局部义齿不便摘戴、保管、清洁，甚至有误吞义齿危险的患者。

(2) 对义齿材料过敏或对义齿异物感明显又无法克服者。

(3) 严重的牙体、牙周或黏膜病变未得到有效控制者。

7. 影响全口义齿固位的因素有哪些？

答：(1) 口腔解剖形态：颌骨的解剖形态直接影响到基托面积。颌弓宽大，牙槽嵴高而宽，腭穹隆高而深，系带附着距离牙槽嵴顶较远，则基托面积大，固位作用好。口腔黏膜的性质与义齿固位有关。黏膜的厚度适宜，有一定的弹性和韧性，则基托组织面与黏膜易于密合，边缘也易于获得良好封闭，有利于义齿固位。

(2) 基托边缘：基托边缘伸展范围、厚薄和形状对义齿固位非常重要。在不妨碍周围组织正常活动的情况下，基托边缘应尽量伸展，并与移行黏膜皱襞保持紧密接触，获得良好的封闭作用，以对抗义齿脱位。

(3) 唾液的质和量：唾液的黏稠度高、流动性小，可加强义齿固位。反之，则减低义齿的固位。唾液分泌量也不宜过多或过少，否则影响下颌全口义齿固位。

8. 简述全口义齿颌位关系记录与转移。

答：颌位关系记录是指用𬌗托来确定并记录在患者面下 1/3 的适宜高度和两侧髁突在下颌关节窝生理后位时的上、下颌位置关系，以便在这一位置关系上，用全口义齿来重建无牙颌患者的正中𬌗关系。

颌位关系的转移，是将带有𬌗托的上、下模型用石膏固定在𬌗架上，以便保持上、下模型间的高度和颌位关系。

（蒋欣泉　佘文君）

第十六章
种 植 义 齿

【学习目标】

1. 掌握　种植义齿的适应证和禁忌证;常规牙种植手术步骤;种植义齿的基本修复程序;种植义齿的修复设计;种植义齿的成功标准。

2. 熟悉　种植义齿的组成;种植术前准备;种植义齿的分类;种植义齿上部结构的设计和制作;种植义齿的常见并发症。

3. 了解　口腔种植学的发展简史;口腔种植材料;口腔种植手术器械及麻醉方法。

【内容提要】

一、种植义齿的组成

种植义齿由种植体(implant)、基台(abutment)和上部结构(superstructure)组成。种植体植入骨内,起到支持、传递和分散𬌗力的作用。基台安装于种植体平台上,起到连接种植体、支持和(或)固定上部结构的作用。上部结构直接暴露于口腔中,是种植义齿发挥咀嚼功能、恢复美观、改善发音的最终体现者。

二、种植义齿的适应证和禁忌证

种植义齿修复是一个包含种植外科、上部结构修复以及种植义齿维护在内的一系列复杂的治疗过程,因此,术前必须对患者的全身状态、局部口腔情况以及精神状态等多方面进行风险评估,以便甄别种植治疗过程中可能引发不良结果的高风险患者。总体上,只要缺牙患者的全身状况能够耐受种植手术,全身和局部健康状态能够满足种植治疗条件并维持种植体长期稳定的骨结合,患者具有良好的依从性和抗风险能力,都可以选择种植义齿修复。种植义齿的绝对禁忌证主要包括以下几种情况:

1. ASA Ⅳ类和 ASA Ⅴ类患者。

2. 静脉注射双磷酸盐的患者。

3. 正在进行放、化疗的患者。

4. 需要定期服用类固醇者。

5. 吸毒、酗酒。

6. 精神疾病患者。

三、口腔种植手术

口腔种植手术主要采用口内局部浸润麻醉,首选酰胺类麻醉注射剂。术区消毒包括口外消毒(范围:上至眶下、下至颈部上方、两侧至耳前)和口内消毒(范围:遍布口腔前庭、固有口腔和口咽部等处)。

常规的牙种植手术步骤:

(一) 一期手术——种植体植入术

1. 切开

2. 翻瓣并修整牙槽骨

3. 预备种植窝

(1) 定位;(2) 导向;(3) 扩孔;(4) 颈部成形;(5) 螺纹成形;(6) 冲洗和吸引。

4. 旋入种植体

5. 安装覆盖螺丝或愈合帽

6. 缝合

(二) 二期手术——种植体 - 基台连接术

1. 切开、剥离

2. 安装基台

3. 缝合

四、种植义齿修复术

临床上,常根据固位类型不同将种植义齿分为可摘式种植义齿和固定式种植义齿。

(一) 种植义齿的基本修复程序

1. 制取印模　与传统印模不同,种植印模需要借助相应的转移体和替代体将种植体或基台的相关信息转移至工作模型上。根据转移体的设计和取模托盘种类不同,分为开窗式印模和闭口式印模。

2. 灌注工作模型。

3. 制作修复体基底。

4. 制作上部结构。

5. 戴入修复体。

(二) 种植义齿上部结构设计和制作

1. 牙列缺损的种植修复设计形式:种植体支持的单冠、种植体支持的联冠、种植体支持的固定桥。

2. 牙列缺失的种植义齿修复设计形式:种植体支持的固定义齿(如分段式固定桥或整体支架式修复)、种植体支持的覆盖义齿。

五、种植义齿的成功标准和并发症

(一) 种植义齿的成功标准

1. 独立、非连接的种植体在临床检查时无动度。

2. 放射学检查种植体周围没有透影区。

3. 种植体负重后,第一年内种植体周骨吸收量<1 mm,以后每年骨吸收量<0.2 mm。

4. 没有疼痛、感染及感觉异常或变化。

5. 具有满意的美学效果。

6. 5年成功率大于85%,10年成功率大于80%。

(二) 种植义齿的并发症

1. 手术并发症　创口裂开、出血、下唇麻木、窦腔黏膜穿通、感染等。

2. 生物学并发症　种植体周围黏膜炎、种植体周围炎。

3. 硬件并发症　基台螺丝松动或折断;修复体螺丝松动或折断;种植体折断;附着体折断;崩瓷或树脂崩裂;修复体支架断裂;覆盖义齿断裂等。

4. 美学并发症　龈乳头区出现"黑三角"、面部丰满度恢复不佳、钛金属基台对牙冠颜色的影响等。

【习题】

一、名词解释

1. osseointegration

2. abutment

3. biological complications

4. 机械并发症

5. 种植体周围黏膜炎

6. 累加阻断性支持治疗

二、选择题

【A1 型题】

1. 关于种植体的骨结合,**错误**的说法是
   A. 骨结合过程只是单纯的异物反应,生物力学因素决定了种植体表面是否由纤维结缔组织或者骨组织所包绕
   B. 骨结合是指种植体与骨组织之间完全没有结缔组织
   C. 骨与种植体界面基本不能达到完全的骨结合,骨结合率多在50% ~ 85%之间
   D. 良好的机械稳定性是实现种植体骨结合的必要条件
   E. 骨结合的形成与材料的生物相容性、种植体设计、表面形态、植床状态、外科操作、负载情况等均有关

2. **不属于**种植义齿适应证的是
   A. 磨牙缺失或游离端缺牙
   B. 肿瘤或外伤所致单侧或双侧颌骨缺损,需功能性修复者
   C. 牙列缺失,传统全口义齿修复固位不良者
   D. 未经治疗的严重牙周病患者
   E. 活动义齿固位差、无功能、黏膜不能耐受者

3. 美国麻醉医师学会关于 ASA Ⅱ型生理状态分类的评判标准是
   A. 心、肺、肝、肾和中枢神经系统功能正常,发育、营养良好,能耐受麻醉和手术

B. 病情危重,随时有死亡威胁,麻醉和手术异常危险

C. 心、肺、肝、肾等实质器官病变严重,功能代偿不全,威胁生命安全,施行麻醉和手术均有危险。牙列缺失,传统全口义齿修复固位不良者

D. 心、肺、肝、肾等实质器官病变严重,功能减损,虽在代偿范围内,但对施行麻醉和手术仍有顾虑

E. 心、肺、肝、肾等实质器官虽有轻度病变,但代偿健全,对一般麻醉和手术耐受无大碍

4. 牙种植治疗的绝对禁忌证是

A. 正在进行放、化疗的患者　　　　B. ASAⅢ类患者

C. 不健康的生活方式如吸烟等　　　D. 患有磨牙症的患者

E. 患者处于不适合接受种植手术时期,如孕期、颌骨发育期

5. 钛作为理想的人体植入材料,**不具备**的特征是

A. 良好的生物相容性　　B. 高度的化学活性　　C. 具有骨引导作用

D. 良好的机械性能　　　E. 比重轻、耐高温、抗腐蚀

6. 软组织水平种植体颈部一般位于邻牙釉 - 牙骨质界根方

A. 1 mm　　　　　B. 2 mm　　　　　C. 3 mm

D. 4 mm　　　　　E. 5 mm

7. 手术对种植床周围骨组织的损伤主要包括

A. 机械创伤和热灼伤　　　　　　B. 细菌污染、脂类和异种蛋白污染

C. 异种金属元素污染　　　　　　D. 机械创伤和细菌污染

E. 热灼伤和异种金属元素污染

8. 关于瑞典 Albrektsson 种植义齿成功评价标准,描述**错误**的是

A. 种植体负重后,第一年内种植体周的骨吸收量小于 1 mm

B. 种植体在任何方向上的动度均小于 1 mm

C. 放射学检查,种植体周均为高密度影像

D. 种植体负重 1 年后,在垂直方向上的骨吸收量小于 0.2 mm/ 年

E. 具有满意的美学效果

9. **不属于**种植体周围黏膜炎临床表现的是

A. 探诊出血阳性　　　　　　　　B. 伴有口臭

C. 种植体周围软组织充血或水肿　D. 种植体周骨吸收

E. 种植体周软组织增生

10. 预防种植义齿硬件并发症的发生,描述**错误**的是

A. 上部修复结构的正确设计　　　B. 基台及修复体的被动就位

C. 精确调𬌗　　　　　　　　　　D. 防止种植义齿过载

E. 增大牙冠外形

【A2 型题】

11. 女,28 岁。右上后牙区种植修复后 2 年复查,无不适主诉,种植体及修复体均稳固。PD:6 mm,BOP 阴性,无渗出病史。X 线片显示种植体周有 2 mm 骨吸收。目前需要采取的处理措施为

A. 正常维护

B. 减小受力,修复体减径,必要时龈切,每年进行放射学检查

C. 减小受力,药物治疗,外科纠正,调整修复体或植体

D. 取出种植体

E. 口服抗生素

12. 女,32 岁。欲行 16 种植修复,**不可能**出现的并发症是

   A. 创口裂开　　　　　B. 出血　　　　　C. 下唇麻木

   D. 窦黏膜穿通　　　　E. 感染

13. 男,56 岁。36 种植修复后 1 年复查,诊断为种植体周围炎,原发病因是

   A. 种植体位置不当,负荷过大　　　B. 菌斑堆积

   C. 吸烟史　　　　　　　　　　　　D. 牙周炎病史

   E. 糖尿病史

14. 男,48 岁。2 周前行左上后牙区上颌窦底提升并同期植入种植体,拆线时发现术区创面裂开,种植体暴露并松动,造成该种植体早期失败的原因**不包括**

   A. 缝合过紧,创面张力大　　　　　B. 术区感染

   C. 制备种植窝时未进行颈部成形　　D. 上颌窦膜穿孔或撕裂

   E. 患者术后感冒

15. 男,28 岁。行 46 牙位常规种植手术,术后应做的处理中**不包括**

   A. 常规术后必须静脉应用抗生素

   B. 术后需要拍摄曲面体层 X 线片或 CBCT 片

   C. 术后漱口水漱口预防感染

   D. 术后当天,如果患者感觉局部疼痛,可以口服止痛剂

   E. 常规术后 7 ~ 10 日拆线

【A3/A4 型题】

(16 ~ 17 题共用题干)

男,40 岁。36 缺失,已完善相关影像学及实验室检查,欲行种植修复。

16. 如使用软组织种植体,种植体颈部一般位于邻牙釉 - 牙骨质界根方

   A. 0.5 mm　　　　　B. 1 mm　　　　　C. 1.5 mm

   D. 2 mm　　　　　　E. 2.5 mm

17. 如使用骨水平种植体颈部,种植体颈部一般位于邻牙釉 - 牙骨质界根方

   A. 1 ~ 2 mm　　　　B. 2 ~ 2.5 mm　　　C. 2.5 ~ 3 mm

   D. 3 ~ 4 mm　　　　E. 4 ~ 5 mm

(18 ~ 20 题共用题干)

女,65 岁。患有慢性牙周炎,23 及 26 自行脱落,缺牙区牙槽嵴垂直向吸收严重,余留牙牙槽骨不同程度吸收,薄龈生物型,咨询种植修复方案。

18. 目前应用最广泛的种植体材料是

   A. 生物活性陶瓷　　　B. 生物降解陶瓷　　　C. 钛及钛合金

   D. 复合材料　　　　　E. 高分子材料

19. 患者可能出现的修复并发症**不包括**

   A. 龈乳头区出现"黑三角"

   B. 选择钛金属基台导致牙龈透金属

C. 面部丰满度恢复不佳

D. 修复后的牙冠较长,易出现修复体螺丝松动

E. 崩瓷

20. 根据患者年龄和局部解剖特点,可能采取的治疗方式以及存在的潜在风险中**不包括**

A. 拔牙后,尖牙区唇侧骨吸收,常表现为可用骨宽度不足,需行 GBR 术以增加骨量

B. 磨牙区由于上颌窦的存在,可用骨高度往往不足,需行上颌窦底提升术

C. 患者为老年女性,骨质疏松,增加种植失败风险

D. 这两个位点的种植修复都不存在美学风险

E. 术后会出现不同程度水肿

【B1 型题】

(21 ~ 23 题共用备选答案)

　　A. 覆盖螺丝　　　　　B. 愈合帽　　　　　　　C. 基台

　　D. 种植体　　　　　　E. 上部结构

21. 用以封闭种植体平台,以免骨和软组织在种植体愈合期间进入基台连接区的是

22. 用于种植体连接、支持和(或)固定上部结构部分的部分是

23. 模拟并替代天然牙根,起到支持、传递和分散𬌗力作用的是

(24 ~ 25 题共用备选答案)

　　A. 5 mm　　　　　　　B. 10 mm　　　　　　　C. 15 mm

　　D. 20 mm　　　　　　E. 25 mm

24. 无牙颌种植义齿修复中,下颌悬臂梁长度**不应超过**

25. 无牙颌种植义齿修复中,上颌悬臂梁长度**不应超过**

三、简答题

1. 简述牙种植体的结构。

2. 简述种植手术的切口设计原则。

3. 种植窝预备中颈部成形的作用是什么?

4. 简述种植印模方法。

5. 临床上常采用哪些手段获得理想的美学效果?

6. 什么是种植体周围炎?

【参考答案】

一、名词解释

1. osseointegration:骨结合,即牙种植体与具有活性的骨组织产生持久性骨性接触,界面无纤维介入,其定义为"负载的种植体表面与周围发育良好的骨组织之间在结构和功能上的直接结合"。

2. abutment:基台,是种植系统中安装于骨内种植体平台上,用于连接种植体、支持和(或)固定上部结构的部分。其材质、被动适合性与种植体连接的抗旋转力学性质等,对于种植义齿最终修复效果的获得具有十分重要的作用。

3. biological complications:生物学并发症,是指影响种植体周围的黏膜或骨组织的并发症。

4. 机械并发症:指由于机械力量导致种植体及相关预成部件出现并发症或失败风险。常见的并发症包括基台螺丝松动或折断;修复体螺丝松动或折断;种植体折断;附着体折断;崩瓷或树脂崩裂;修复体支架断裂;覆盖义齿断裂等。

5. 种植体周围黏膜炎:种植体周软组织对于细菌刺激产生的宿主防御反应,呈现红、肿等炎性损害表现,但不伴有种植体周围骨组织吸收。

6. 累加阻断性支持治疗:累加阻断性支持治疗(cumulative interceptive supportive therapy,CIST)是目前临床上处理种植体周围感染的一种治疗策略,由 Mombelli 和 Lang 提出,包括 4 个步骤,A:机械清创,B:杀菌治疗,C:抗生素治疗,D:再生性或切除性治疗。临床上根据病损的严重程度和范围,进行多步骤的序列治疗。

二、选择题

【A1 型题】

1. A　2. D　3. E　4. A　5. C　6. B　7. A　8. B　9. D　10. E

【A2 型题】

11. B　12. C　13. B　14. C　15. A

【A3/A4 型题】

16. D　17. B　18. C　19. C　20. D

【B1 型题】

21. A　22. C　23. D　24. D　25. B

三、简答题

1. 简述牙种植体的结构。

答:种植体是植入骨内的结构,模拟并替代天然牙根,起到支持、传递和分散殆力的作用。根据种植体不同部位的形状、表面形态和功能特点,在结构上分为颈部、体部和根端 3 部分。

(1)种植体颈部(implant neck):是种植体与基台的连接区,又称为种植体 - 基台连接(implant-abutment connection),于牙槽嵴顶处穿出骨面。有的种植体颈部被设计在软组织内,有的则平齐骨面或位于骨面下方。与基台的接触区常被设计为平台(implant platform),承担轴向咬合力。

(2)种植体体部(implant body):为种植体的中间部分,是种植体锚固于骨内、发生骨结合的主体部分。

(3)种植体根端(implant apex):为种植体的末端,分为圆钝形和锋利型 2 种基本类型。平滑、圆钝的设计可以减少种植体植入时对周围组织的伤害。某些种植体系统的根端设计有切割凹槽,使种植体具有一定自攻性,减小植入阻力。

2. 简述种植手术的切口设计原则。

答:(1)术野充分暴露;

(2)黏膜瓣有充足血运;

(3)不损伤邻近组织;

(4)尽量减少愈合瘢痕;

(5)根据术中需要设计切口范围,可无张力关闭创口;

(6)保护牙龈乳头。

3. 种植窝预备中颈部成形的作用是什么?

答:颈部成形钻的颈部外形和种植体领口的外形一致,用其将种植窝上口扩大。其作用为①降低穿龈高度,增强美学效果。②使种植窝颈口接近于倒锥形,与种植体领口密合,具有机械锁合力,可达到良好的稳定效果,为即刻负重创造条件。

4. 简述种植印模方法。

答:种植印模是通过使用相应的转移体和替代体,将种植体或基台在口腔内的相关信息转移到工作模型上。根据转移体的设计和取模托盘种类不同,种植印模分为开窗式印模和闭口式印模。根据转移的目的不同,又分为种植体水平印模和基台水平印模。

(1) 种植体水平开窗式印模:将转移体通过固定螺杆与种植体相连接,确认两者之间无间隙。制作开窗式个别托盘,使固定转移体的螺杆顶部能从开窗处穿出。将盛有硅橡胶印模材的托盘在口内就位,确保转移体周围被硅橡胶完全包裹,待印模材凝固后,从开孔处拧松固定螺杆,转移体随印模被一起被带出口腔外。开窗式印模的优点是精确度高,更适用于患者开口度大,多颗牙缺失的种植修复。缺点是操作复杂,尤其在磨牙区,受患者开口度限制,操作困难。

(2) 种植体水平闭口式印模:闭口式印模的转移体可通过弹性结构卡紧或螺纹结构拧紧的形式固定于种植体上,取印模时,将盛有硅橡胶印模材的常规托盘在口内就位,待印模材凝固后,直接将托盘从口腔内取出。闭口式印模的优点是操作简单,适用于开口度小,个别牙缺失的简单种植修复或制取初印模。缺点是精确度低于开窗式印模。

(3) 基台水平开窗式和闭口式印模:基台水平种植印模是将基台在口内的位置和方向转移至工作模型上。取模时,首先在种植体上安装基台,并用扭矩扳手拧紧;然后在基台上安装基台转移体,完成印模。该方法的优点是:基台不进入上部结构的加工过程,可避免基台损坏,但技师操作时不能调改,难以保证多个基台有共同就位道。

5. 临床上常采用哪些手段获得理想的美学效果?

答:种植义齿的美观效果主要体现在红白美学的恢复,包括龈乳头的充盈、修复体龈缘位置、牙冠色泽等。借助手术或特殊修复材料的应用,可以改善种植义齿的美观效果。常用的临床技术包括①通过种植体周软组织成形术获得与邻牙协调的软组织外形和高度;②通过植骨或调整修复体形态,改善龈乳头高度和形态;③改进基台和上部结构的材料、质地、颜色等,获得更为逼真的修复效果。

6. 什么是种植体周围炎?

答:种植体周围炎由种植体周黏膜炎发展而来,在炎症反应的同时伴随骨吸收,形成种植体周围袋,并有脓性分泌物产生。其定义为:对已形成骨结合并行使功能种植体的周围组织产生不利影响的感染性疾病,导致骨丧失甚至骨结合失败。

(1) 病因:种植体周围组织破坏往往是多因素造成的,其中,原发病因为菌斑堆积,累加病因则包括牙周炎病史、糖尿病史、吸烟史、种植体位置不当、负荷过大等。

(2) 临床表现:形成种植体周围袋,BOP 阳性,探诊深度(probing depth,PD)增加,龈沟内有渗出或溢脓,伴有不同程度的种植体周骨吸收,严重时种植体发生松动。

(3) 处理措施:累加阻断性支持治疗是目前临床上处理种植体周围感染的一种治疗策略,由 Mombelli 和 Lang 提出,包括 A、B、C、D 4 个步骤,根据病损的严重程度和范围,进行多步骤的序列累加治疗。

(王佐林　王　方)

第十七章
错 𬌗 畸 形

【学习目标】

1. 掌握　错𬌗畸形的概念;错𬌗畸形的危害;错𬌗畸形的分类;错𬌗畸形矫治目标;矫治器的类型和特点;功能性矫治器及固定矫治技术。
2. 熟悉　错𬌗畸形的形成因素;错𬌗畸形的诊断手段和方法;保持的原因。
3. 了解　错𬌗畸形的治疗计划的制订;保持器的种类。

【内容提要】

错𬌗畸形(malocclusion)是一种发育畸形,表现为牙、牙弓、颌骨和颅面间的关系不调,能造成口颌系统的形态和功能异常,也能对全身健康造成影响。口腔正畸学是口腔医学的一个重要分支学科,主要内容是研究错𬌗畸形的病因、机制、诊断分析及其预防和治疗,与遗传演化、生物力学、骨的生物学和材料学等基础学科有着重要联系。

【习题】

一、名词解释

1. 错𬌗畸形
2. 口腔正畸学
3. 𬌗曲线
4. X 线投影测量
5. 早期阻断性矫治
6. 保持
7. Angle 第一类错𬌗
8. 覆盖
9. 覆𬌗
10. 拥挤度

二、选择题

【A1 型题】

1. 面部生长发育完成的顺序为
   A. 宽度、高度、深度　　　　B. 高度、宽度、深度　　　　C. 宽度、深度、高度
   D. 深度、宽度、高度　　　　E. 高度、深度，宽度

2. 头影测量可做如下分析,**不包括**
   A. 颅面部生长发育　　　　　　　B. 双侧髁突对称性
   C. 牙、拾、颌面畸形的机制分析　　D. 外科正畸的诊断和分析
   E. 矫治前后牙合、颌面结构变化

3. 关于矫形力的描述,**错误**的是
   A. 作用力范围大,力量强　　　　B. 主要作用在颅骨、颌骨上
   C. 主要表现牙和牙弓的改变　　　D. 对颜面部形态改变作用大
   E. 来源于金属弹性丝和橡皮圈等

4. 暂时性错拾发生的机制是
   A. 恒切牙萌出初期,出现轻度拥挤现象,可能因恒牙较乳牙大,随着颌骨的增大和乳磨牙
      与恒磨牙的替换等变化可自行调整
   B. 多生牙占据了恒牙的位置,常引起恒牙的错位萌出
   C. 唇系带异常可造成上中切牙之间出现间隙
   D. 咬上唇习惯容易形成前牙反牙合,下颌前突及近中错牙合等畸形
   E. 长期口呼吸造成前牙开拾

5. 错拾的临床表现是
   A. 后牙反拾　　　　　　　　　B. 个别前牙反拾
   C. 上颌侧切牙初萌出时,牙冠向远中倾斜　　D. Ⅲ度深覆拾,Ⅲ度深覆盖
   E. Ⅲ度牙列拥挤

6. 牙拥挤度一般分为 3 度,Ⅱ度拥挤是指牙冠宽度的总和与牙弓现有弧形的长度之差是
   A. 2 ~ 4 mm　　　　　　B. 4 ~ 8 mm　　　　　　C. 8 ~ 10 mm
   D. 8 mm 以上　　　　　　E. 16 mm 以上

7. 矫治前必须有记录患者牙拾情况的模型,称为
   A. 记存模型　　　　　　　B. 石膏模型　　　　　　C. 上颌模型
   D. 初模型　　　　　　　　E. 终模型

8. 正前牙反拾常用的活动矫治器是
   A. 上颌双侧拾垫矫治器　　B. 单侧拾垫矫治器　　　C. 标准 Hawley 保持器
   D. 平面导板矫治器　　　　E. Crozat 矫治器

9. 功能性矫治器的主要使用对象是
   A. 混合牙列期　　　　　　B. 乳牙期　　　　　　　C. 成人期
   D. 恒牙期　　　　　　　　E. 青春后期

10. SNA 是
    A. 反映上颌相对于颅部的前后位置关系
    B. 反映下颌相对于颅部的位置关系
    C. 反映下颌的突缩程度

D. 代表下颌体的陡度,下颌角的大小,也反映面部高度

E. 代表上唇与鼻底的位置关系

11. 错𬌗的最好矫正时期为

A. 第二恒磨牙于 12 岁左右萌出时 　　　B. 第三磨牙萌出时

C. 3 ~ 6 岁 　　　　　　　　　　　　　D. 7 ~ 12 岁

E. 18 岁以后

12. 颅面生长发育常用的研究方法是

A. 咬合片 　　　　　　B. 牙片 　　　　　　C. X 线头影测量

D. 胸片 　　　　　　　E. CT 常规扫描

【A2 型题】

13. 女,17 岁。颊部外形发育不良,口唇闭合时口腔周围肌肉呈现紧张状态,面下 1/3 偏大,开𬌗 5 mm,覆盖 8 mm,磨牙呈现完全的 Ⅱ 类咬合关系,上、下颌前牙拥挤明显,前牙开𬌗,左右上中切牙唇侧扭转,左右上侧切牙完全腭侧错位,左右上尖牙低位唇向错位,4 颗第三磨牙牙胚存在,位置正常。最佳的拔牙设计为

A. 拔除 4 颗第一前磨牙

B. 拔除 4 颗第二前磨牙

C. 拔除上颌 2 颗第一前磨牙及下颌 2 颗第二前磨牙

D. 拔除上颌 2 颗第二前磨牙及下颌 2 颗第一前磨牙

E. 不需拔牙

14. 女,12 岁。因前牙"暴牙齿"求诊。查体:上牙弓狭窄,上前牙前突,开唇露齿,并伴有局部小开𬌗,鼻腔通畅。此患者的支抗要求是

A. 轻度支抗 　　　　　　B. 中度支抗 　　　　　　C. 强支抗

D. 不要求支抗 　　　　　E. 以下颌为支抗

15. 男,12 岁。有奶瓶喂养史,凹面型,上、下颌第二磨牙已萌出,前牙反𬌗。针对该患者,描述正确的是

A. 患者父亲或母亲的面型也可能是凹面型

B. 患者反𬌗是由于幼时使用奶瓶喂养的不良姿势引起的

C. 患者父亲或母亲的面型也一定是凹面型

D. 患者父亲或母亲的面型不一定是凹面型,但前牙一定是反𬌗

E. 患者反𬌗的形成,是由于幼儿期可能存在的其他口腔不良习惯引起

16. 女,32 岁。生产后出现前牙移位。口内双侧磨牙中性关系,上前牙唇向散开。前牙 Ⅱ 度深覆𬌗、深覆盖,咬合创伤,Ⅱ 度松动,牙槽骨吸收 1/3-1/2,上前牙最严重。治疗设计中**不合理**的是

A. 牙周系统治疗

B. 使用直丝弓矫治器,轻力关闭前牙散隙,解除咬𬌗创伤

C. 上切牙区邻面去釉,尽量消除三角间隙

D. 舌侧固定保持

E. 不需要定期牙周维护

17. 男,4 岁。乳牙𬌗,第二乳磨牙近中错𬌗,上、下乳切牙反𬌗,反覆盖 3 mm,反覆𬌗 4 mm,第一乳磨牙重度龋坏。如果龋齿必须拔除,其间隙保持器**不宜**选择

A. 舌弓保持器　　B. 活动保持器　　C. 丝圈式保持器
D. 固定桥保持器　　E. 托牙保持器

【A3/A4 型题】

男,10 岁。因前牙反𬌗行正畸治疗,目前戴有 Frankel 矫治器。

18. 此种矫治方法为
A. 预防性矫治　　B. 阻断性矫治　　C. 一般性矫治
D. 非外科矫治　　E. 固定性矫治

19. 此种矫治力的来源是
A. 托槽　　B. 矫治弓丝　　C. 口面部肌肉
D. 结扎丝　　E. 转矩力

20. 此种矫治器属于
A. 功能性矫治器　　B. 磁力矫治器　　C. 矫形矫治器
D. 口外矫治器　　E. 固定矫治器

男,14 岁。恒牙𬌗,上、下牙弓Ⅰ度拥挤,上、下前牙前突,前牙覆𬌗、覆盖基本正常,磨牙中性关系,FH-MP 39°,侧面型凸。

21. 在骨骼分型上,患者最可能为
A. Ⅰ类低角　　B. Ⅰ类高角　　C. Ⅰ类均角
D. Ⅱ类高角　　E. Ⅱ类低角

22. 治疗方案宜采用
A. 扩弓
B. 邻面去釉
C. 拔除 4 颗第一前磨牙
D. 拔除上颌 2 颗第一前磨牙、下颌 2 颗第二前磨牙
E. 口外唇弓推上磨牙向后

23. 治疗中不宜采用
A. 口外唇弓　　B. 横腭杆　　C. 颌内牵引
D. 颌间牵引　　E. 垂直牵引

【B1 型题】

(24 ~ 26 题共用备选答案)
A. Nance 矫治器　　B. "摆式"矫治器　　C. Hyrax 矫治器
D. 上颌四角圈簧矫治器　　E. 功能调节器

24. 推上磨牙向远中应采用
25. 正畸扩展上颌应采用
26. 功能性扩展上颌应采用

(27 ~ 29 题共用备选答案)
A. 开拓失牙间隙　　B. 内收前突的切牙　　C. 压入伸长的对颌牙
D. 竖直倾斜的基牙　　E. 集中缺牙间隙

27. **不属于**成人正畸辅助性矫治的是
28. 最易造成根尖吸收的是
29. 有利于牙槽骨外形改善的是

三、简答题

1. 错畸形的危害有哪些?
2. 错畸形分哪几类?
3. 常见的功能矫治器有哪些?
4. 在拔牙矫治病例中,方丝弓矫治技术的基本步骤有哪些?
5. 矫治器摘除后需要进行保持的原因有哪些?

参考答案

一、名词解释

1. 错畸形:是一种发育畸形,表现为牙、牙弓、颌骨和颅面间的关系不调,能造成口颌系统形态和功能异常,也能对全身健康造成影响。是一种发育畸形。

2. 口腔正畸学:是口腔医学的一个重要分支学科,主要内容是研究错畸形的病因、机制、诊断分析及其预防和治疗,与遗传演化、生物力学、骨的生物学和材料学等基础学科有着重要联系。

3. 曲线:下颌牙列的纵曲线为连接下颌切牙的切缘、尖牙牙尖、前磨牙的颊尖及磨牙近远中颊尖的连线。该连线从前向后是一条凹向上的曲线,称为 Spee 曲线。该曲线曲度是指牙弓面最低点到下颌切牙切端与双侧最后一个下颌磨牙牙尖构成的平面的距离。正常人 Spee 曲线曲度均值为 2.0 ± 0.7 mm。

4. X 线投影测量:是通过头颅定位仪严格定位下摄取的头颅 X 线影像,采用角度、线距和比例等测量技术,分析颅面及牙颌面软、硬组织结构特征和形态变化的一项技术。

5. 早期阻断性矫治:对正在发生或刚发生的错畸形用简单的矫治方法阻断畸形发展,使之自行调整成为正常,或采用矫治方法引导其正常生长而成为正常。

6. 保持:错畸形经过矫治后,牙和颌骨发生了改变。由于原有的口颌系统的平衡被打破,发生改变的牙和颌骨有恢复到原有状态的趋势,即错畸形复发。保持是使已获得的矫治效果趋于稳定,最大限度地防止复发所采取的措施。

7. Angle 第一类错:上、下颌骨及上、下牙弓近远中关系正常,磨牙关系为中性关系,即在正中位时,上颌第一恒磨牙的近中颊尖咬合于下颌第一恒磨牙的近中颊沟内。

8. 覆盖:上、下前牙切端的前后距离超过 3 mm 以上者,称为深覆盖,分为 3 度:Ⅰ度深覆盖:覆盖为 3~5 mm;Ⅱ度深覆盖:覆盖为 5~8 mm;Ⅲ度深覆盖:覆盖为 8 mm 以上。反覆盖时,下前牙切端位于上前牙切端之唇侧,常在严重的下颌骨前突、前牙反时呈现。

9. 覆:上前牙牙冠覆盖下前牙牙冠超过 1/3 者称为深覆,分为 3 度:Ⅰ度深覆——上前牙牙冠覆盖下前牙牙冠超过 1/3 而不足 1/2;Ⅱ度深覆——上前牙牙冠覆盖下前牙牙冠超过 1/2 而不足 2/3;Ⅲ度深覆——上前牙牙冠覆盖下前牙牙冠超过 2/3。

10. 拥挤度:牙冠宽度的总和与牙弓现有弧形的长度之差即为拥挤度。

二、选择题

【A1 型题】

1. C　　2. B　　3. C　　4. A　　5. C　　6. B　　7. A　　8. A　　9. A　　10. A

11. A　　12. C

【A2 型题】

13. C　　14. C　　15. A　　16. E　　17. D

【A3/A4 型题】

18. B　　19. C　　20. A　　21. D　　22. C　　23. D

【B1 型题】

24. B　　25. D　　26. E　　27. B　　28. C　　29. A

三、简答题

1. 错𬌗畸形的危害有哪些?

答:(1)影响牙𬌗及颌面发育;(2)影响口腔健康;(3)影响口腔功能;(4)影响容貌美观;(5)影响心理健康;(6)错𬌗畸形与全身疾病。

2. 错𬌗畸形分哪几类?

答:(1)Angle 第一分类:中性错𬌗;

(2)Angle 第二分类:远中错𬌗;

(3)Angle 第三分类:近中错𬌗。

3. 常见的功能矫治器有哪些?

答:(1)矢状向功能矫治器:斜面导板矫治器、CICE- 下颌前移器、Frankel 矫治器、肌激动器、上颌前方牵引矫治器、头帽颏兜矫治器、𬌗垫舌簧矫治器。

(2)水平向功能矫治器:腭中缝扩大器、螺旋器分裂基托矫治器。

(3)垂直向功能矫治器:平行导板矫治器。

(4)破除不良习惯的功能矫治器:舌习惯矫治器、下颌唇挡矫治器。

4. 在拔牙矫治病例中,方丝弓矫治技术的基本步骤有哪些?

答:(1)排齐和整平牙列;

(2)关闭拔牙间隙及矫治𬌗关系;

(3)牙位及𬌗接触关系的进一步调整;

(4)保持。

5. 矫治器摘除后需要进行保持的原因有哪些?

(1)牙周组织的改建尚未完成;

(2)肌动力平衡的改建尚未完成;

(3)𬌗平衡尚未建立;

(4)生产型可能影响矫治效果;

(5)口腔不良习惯未破除;

(6)第三恒磨牙萌出。

(陈莉莉　房　兵)

第十八章
口腔疾病与全身系统性疾病的关系

【学习目标】

1. 掌握　全身系统性疾病在口腔的表现的疾病分类及名称;口腔疾病对全身健康的影响。
2. 熟悉　各全身系统疾病的口腔表征。
3. 了解　各全身系统疾病的病因及发病机制。

【内容提要】

1. 全身系统性疾病在口腔的表现

(1)血液及出血性疾病;(2)营养性疾病;(3)内分泌系统疾病;(4)特异性感染;(5)皮肤黏膜病;(6)艾滋病;(7)综合征。

2. 口腔疾病对全身健康的影响

(1)龋病;(2)牙周炎。

【习题】

一、名词解释
1. 慢性盘状红斑狼疮
2. 药物过敏性口炎
3. 哈钦森牙
4. 色素沉着 - 肠息肉综合征
5. 多发性基底细胞痣综合征

二、选择题
【A1 型题】
1. 不是白血病口腔表征的是
　　A. 牙龈及口腔黏膜出血　　B. 牙脱落　　　　　　C. 牙龈坏死
　　D. 牙龈增生、肿大　　　　E. 淋巴结肿大

2. 关于出血性疾病,描述正确的是

　　A. 出血性疾患包括血小板减少性紫癜、艾滋病等

　　B. 患者很少出现自发性出血

　　C. 正常乳恒牙替换不会引发出血

　　D. 任何口腔颌面部手术如拔牙、牙周手术等均可发生严重出血

　　E. 口腔创伤不愈合

3. 糖尿病的口腔表征**不包括**

　　A. 龈炎、牙周炎

　　B. 舌色深红、肿大

　　C. 口腔黏膜干燥,充血发红,透明度下降,红唇部干裂

　　D. 口腔内烂苹果味

　　E. 腮腺肿大

4. 关于艾滋病的描述,正确的是

　　A. 艾滋病又称先天性免疫缺陷综合征　　　B. 白色念珠菌感染多出现在艾滋病发病后

　　C. 口腔毛状黏膜白斑多发生于舌背部　　　D. 唾液腺多不受累

　　E. 约95%的艾滋病及艾滋病相关综合征患者有口腔颌面部疾病表现

5. 梅毒的病原体为

　　A. 苍白密螺旋体　　　　　B. 奋森螺旋体　　　　　C. 巨细胞病毒

　　D. 人乳头瘤病毒　　　　　E. 人类免疫缺陷病毒

6. 白血病牙龈病损的主要病因是

　　A. 牙石

　　B. 末梢血中的幼稚白细胞在牙龈组织内大量浸润积聚

　　C. 不良卫生习惯

　　D. 牙菌斑

　　E. 不良修复体

7. 关于艾滋病传染途径的说法,**不正确**的是

　　A. 主要为性接触传播　　　　　　　　　B. 可以通过血液传播

　　C. 可以通过母婴传播　　　　　　　　　D. 器官移植也可以引起传播

　　E. 同患者握手可以引起传播

8. 缺铁性贫血的口腔表征为

　　A. 口腔黏膜苍白,以唇、舌、龈明显　　　B. 丝状乳头增生呈毛发状

　　C. 口腔黏膜苍白,出现瘀点、瘀斑或血肿　　D. 牙龈增生、肥大

　　E. 牙龈自发性出血

9. 白血病患者牙龈组织内浸润的细胞主要是

　　A. 幼稚白细胞　　　　　B. 正常的中性粒白细胞　　　C. 淋巴细胞

　　D. 浆细胞　　　　　　　E. 多核巨细胞

10. 再生障碍性贫血的血象表现为

　　A. 红细胞减少　　　　　B. 白细胞减少　　　　　C. 血小板减少

　　D. 全血细胞减少　　　　E. 血红蛋白减少

【A2 型题】

11. 男,13 岁。上前牙先天性畸形,上中切牙切缘中央可见半月形缺陷,第一磨牙呈"桑葚状"。应诊断为

    A. 淋病   B. 白血病   C. 艾滋病

    D. 梅毒   E. 釉质发育不全

12. 女,35 岁。昨日出现感冒症状,自行口服复方新诺明、阿司匹林等药物,今日发现舌背中央出现大面积水疱,破裂后形成椭圆形浅溃疡面。最可能的诊断是

    A. 扁平苔藓   B. 天疱疮   C. 药敏性口炎

    D. 多形性红斑   E. 大疱性类天疱疮

13. 男,32 岁。发现舌背黏膜大量白色斑片,可用棉签擦去。近期未使用抗生素,也未接受过肿瘤放、化疗,曾有不洁性交史。应考虑

    A. HPV 感染   B. HIV 感染   C. HSV 感染

    D. 梅毒性黏膜炎   E. 尖锐湿疣

14. 女,24 岁。全口牙龈肿胀,影响进食半个月,牙龈常有自发性渗血,伴发热、乏力、食欲差、体重减轻。若怀疑白血病,诊断前应做的检查是

    A. 测量血压   B. 血象   C. 量体温

    D. X 线片   E. 心电图

15. 女,18 岁。因头痛自行口服阿司匹林后,口腔黏膜疼痛明显,唇部出血结痂,疼痛,开口受限。查体:口腔黏膜大面积充血、糜烂,唾液带血,唇部糜烂,有厚血痂;局部淋巴结肿大、压痛;手足皮肤可见数个红斑,斑上有水疱或丘疹,首先考虑的诊断是

    A. 疱疹性口炎   B. 三叉神经带状疱疹   C. 天疱疮

    D. 药物过敏性口炎   E. 手足口病

【A3/A4 型题】

(16 ~ 18 题共用题干)

男,40 岁。多年来全口牙反复肿痛,曾做过多次治疗,近 5 日再次加重。查体:全口牙龈肿,充血,触之出血,肿胀明显,后牙牙周袋深度超过 5 mm,牙周溢脓。X 线检查显示,全口多数牙槽骨有不同程度吸收,无龋坏。饮食量比一般人大,尿量也多。

16. 对该患者进行病史采集,需要特别了解的是

    A. 出血史   B. 家族史   C. 药物过敏史

    D. 是否有糖尿病   E. 是否有高血压

17. 特别需要检查的是

    A. 血象   B. 胸透   C. 血糖

    D. B 超检查   E. 转氨酶等多项肝功能检查

18. 需采取的治疗是

    A. 牙周治疗   B. 先控制血糖,然后行牙周局部治疗

    C. 牙周局部治疗加全身抗生素   D. 全身使用抗生素

    E. 全身抗生素使用及控制血糖

(19 ~ 20 题共用题干)

男,39 岁。出现口腔溃疡 1 周。查体:舌背有一钱币大小的孤立溃疡,表面有棕色薄痂,触之

有软骨样感觉。患者承认与另一梅毒患者有性接触史。

　　19. 该患者的病损属于

　　　　A. 二期梅毒损害　　　　B. 一期梅毒损害　　　　C. 先天梅毒损害

　　　　D. 后天梅毒损害　　　　E. 三期梅毒损害

　　20. 临床症状为

　　　　A. 无痛　　　　B. 疼痛　　　　C. 烧灼感

　　　　D. 刺激痛　　　　E. 瘙痒

【B1 型题】

（21 ～ 25 题共用备选答案）

　　　　A. 白血病　　　　B. 糖尿病　　　　C. 艾滋病

　　　　D. 盘状红斑狼疮　　　　E. 药物过敏性口炎

　　21. 病毒感染性疾病是

　　22. Ⅰ型超敏反应的疾病是

　　23. 有出血倾向的疾病是

　　24. 属于自身免疫性疾病的是

　　25. 与牙周炎关系最密切的疾病是

三、简答题

　　1. 全身系统性疾病在口腔的表现有哪些？

　　2. 简述艾滋病的临床表征。

　　3. 简述梅毒的口腔表征。

　　4. 简述糖尿病的口腔表征。

　　5. 简述多发性基底细胞痣综合征的临床表现。

【参考答案】

一、名词解释

　　1. 慢性盘状红斑狼疮：是结缔组织病的一种，以皮肤黏膜损害为主，患者可能有先天性易感因素，在各种后天性刺激因素，如日光照射、寒冷刺激、内分泌紊乱、细菌或病毒感染、精神紧张、药物等激惹下，机体自身抗原形成，免疫活性细胞失去识别能力以及自身稳定功能失调，产生大量抗自身组织抗体。患者血液中抗原和抗体相结合，形成抗原抗体复合物，沉积于组织中，产生病损。

　　2. 药物过敏性口炎：是药物通过口服、注射或局部涂搽、含漱等途径进入机体内，使过敏体质者发生变态反应而引起的黏膜及皮肤的炎症反应性疾病。

　　3. 哈钦森牙：见于晚期胎传梅毒，上前牙颈宽、切缘突，切缘呈半月形。切牙之间有较大空隙，称为哈钦森牙。

　　4. 色素沉着 - 肠息肉综合征：有明显家族性，系显性遗传病。其特征是黏膜、皮肤色素斑，全胃肠道多发性息肉和家族遗传性。

　　5. 多发性基底细胞痣综合征：为家族性，属于常染色体显性遗传病。其特征是多发性基底细胞痣或基底细胞癌、颌骨多发性囊肿、肋骨畸形、颅内钙化。

二、选择题

【A1 型题】

1. B　　2. D　　3. D　　4. E　　5. A　　6. B　　7. E　　8. A　　9. A　　10. D

【A2 型题】

11. D　　12. C　　13. B　　14. B　　15. D

【A3/A4 型题】

16. D　　17. C　　18. B　　19. B　　20. A

【B1 型题】

21. C　　22. E　　23. A　　24. D　　25. B

三、简答题

1. 全身系统性疾病在口腔的表现有哪些?

答:(1)血液及出血性疾病;(2)营养性疾病;(3)内分泌系统疾病;(4)特异性感染;(5)皮肤黏膜病;(6)艾滋病。

2. 简述艾滋病的临床表征。

答:(1)口腔黏膜白色念珠菌感染;(2)口腔毛状黏膜白斑;(3)口腔卡波西肉瘤;(4)龈炎、牙周炎;(5)口腔疱疹;(6)面颈部淋巴结肿大;(7)唾液腺感染。

3. 简述梅毒的口腔表征。

答:(1)梅毒性树胶肿;(2)梅毒性溃疡;(3)梅毒性舌炎;(4)牙发育异常。

4. 简述糖尿病的口腔表征。

答:(1)龈炎、牙周炎,牙龈色深红,肿胀,易出血,龈缘呈肉芽组织样,易发生牙周脓肿,牙可在短期内松动;

(2)舌色深红、肿大,有牙痕,并可发生沟裂,舌刺痛,口腔常有甜味或烂苹果味;

(3)口腔黏膜干燥,充血发红,透明度下降,红唇部干裂;

(4)腮腺肿大,呈双侧无痛性、弥漫性肿大。

5. 简述多发性基底细胞痣综合征的临床表现。

答:(1)颌骨牙源性角化囊肿,下颌骨多于上颌骨,单发或多发,常为双颌同时累及。

(2)痣样基底细胞癌,主要发生于面部、颈部、躯干上部、眶周、眼睑、鼻、颧突等部位。上唇为面部最常发部位。一般为单侧。多数病损处于静止状态。

(3)肋骨畸形包括分叉肋、融合肋、肋骨发育不全或部分缺失。

(4)颅内钙化最常见为大脑镰钙化,其次为小脑幕钙化。

(周　青)